DER JUNGZELLEN-EFFEKT

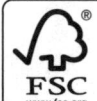

Dr. Slaven Stekovic
Der Jungzellen-Effekt

Alle Rechte vorbehalten
© 2018 edition a, Wien
www.edition-a.at

Cover: JaeHee Lee
Gestaltung: Lucas Reisigl

Gesetzt in der Premiera
Gedruckt in Deutschland

1   2   3   4   5   —   21   20   19   18

ISBN 978-3-99001-264-2

DR. SLAVEN STEKOVIC

DER JUNG ZELLEN EFFEKT

Wie wir die Regenerationskraft unseres Organismus aktivieren

edition a

INHALT

- 7   Fast schon fasten
- 15   Alt werden oder jung bleiben
- 29   Gesundheitsspanne statt Lebensdauer
- 37   Viel Lärm um ein Nichts
- 67   Gestatten: Autophagie
- 85   Fasten ohne fasten
- 113   Das Essen
- 129   Das Fasten
- 139   Der Lebensstil
- 151   Der Selbstversuch: Erziehe deinen Körper
- 187   Der langlebige Mensch

- 195   Die Rezepte

FAST SCHON FASTEN

Sie hieß Matusa und wurde 110 Jahre alt. Matusa Rubic. Meine Urgroßmutter. Ich kannte sie nicht. Aber mit ihr hat alles begonnen. Alles, das ist mein wissenschaftliches Aufgabengebiet, die Altersforschung.

Ich sage das gleich einmal vorweg, weil es immer das Erste ist, was die Leute mich fragen. Wenn ich irgendwo mit Menschen zusammenkomme und man sich erzählt, wer man ist und was man so macht, läuft das bei mir meistens nach demselben Prinzip ab.

»Slaven Stekovic«, sage ich, »ich bin Molekularbiologe.«

»Ah, Molekularbiologe, interessant«, sagen die meisten.

Dann entsteht eine Pause. In dieser ergibt sich oft ein ganz anderes Thema und der Molekularbiologe ist vergessen. Manchmal jedoch fragen die Leute weiter. Üblicherweise: »Was genau macht denn eigentlich ein Molekularbiologe?«

»Unterschiedlich«, antworte ich. Aber damit komme ich selten durch. Deshalb ergänze ich, bevor mich jemand womöglich für unhöflich hält: »Ich zum Beispiel beschäftige mich mit dem Altwerden.«

Meist entsteht wieder eine Pause. Die Leute schauen mich an und sind nicht sicher, was sie von mir halten sollen. Ich kann das verstehen, mir ginge es wahrscheinlich genauso, würde ich mir gegenüberstehen: einem unverkennbar jungen Mann, vermutlich keine dreißig, was derzeit gerade noch richtig vermutet ist, der seine Tage mit dem Altern verbringt.

»Aha«, sagen die meisten.

»Jetzt schon?«, fragen manche.

Wie kommt ein junger Mann nur auf so was, denken alle. Was hat so einer mit Altersforschung am Hut?

»Die Matusa ist schuld«, sage ich dann, oft schon, bevor die Frage tatsächlich gestellt ist. »Die Matusa war meine Urgroßmutter«, erkläre ich. »Sie ist mit 110 friedlich eingeschlafen, und sie war nicht die Einzige in meiner Familie, die dermaßen alt geworden ist.«

»Wirklich?«, fragen die meisten. »110 Jahre?«

»Ja«, sage ich, »die Frauen der mütterlichen Seite meiner Verwandtschaft hatten allesamt die Tendenz, sehr alt zu werden und dabei ziemlich gesund zu bleiben. Mit über neunzig standen sie noch fest im Leben. Und wenn es dann doch irgendwann vorbei war, waren sie immer noch so fit, dass sie mit beiden Beinen ins Grab hätten springen können. Sie waren sozusagen Instanzen des gesunden Alterns.«

Irgendwann habe ich mich gefragt: warum eigentlich?

Und stieß auf das Fasten.

Ich stieß noch auf einiges mehr im Lebensstil meiner Verwandtschaft, was sich mit aktuellen Forschungsergebnissen deckt.

Zum Beispiel, wieso der Mensch älter wird, wenn er genug schläft.

Warum er nicht gar so alt wird, wenn er zu viel schläft.
Weshalb er am ältesten wird, wenn er zur richtigen Zeit schläft.
Wie viel Lebenszeit ihn eine Käsekrainer kosten kann.
Was Tomaten mit Mozzarella und Olivenöl mit dem Lebensalter zu tun haben.
Wieso Nudeln vor dem Schlafengehen nicht das beste Rezept sind, um hundert Jahre alt zu werden.
Warum Menschen miteinander älter werden als alleine.
Wie der Alkohol Lebensjahre schluckt.
Warum Frauen älter werden als Männer.

Meine Vorfahren haben mir die meisten der Antworten über Generationen hinweg vorgelebt. Allen voran Matusa. Die mütterliche Linie meiner Verwandtschaft stammt aus den kroatischen Bergen im Hinterland von Split. Die Unerbittlichkeit dieser Gegend erlegte ihnen einen extrem harten Alltag auf. Einfachheit und Bescheidenheit wurden Tradition. Die Lebensumstände waren ungemütlich, die Lebensbedingungen bitter. Heute würden wir so ein Leben eine Mühsal nennen. Und doch war es im Hinblick auf ein hohes Alter in geistig und körperlich guter Verfassung besser als jeder Überfluss, der uns heute so selbstverständlich zur Verfügung steht.

Aber dazu kommen wir noch.

Es war natürlich nicht nur Matusa, die meine Berufswahl beeinflusste. Sie erweckte nur das erste Interesse in mir. Allerdings ist es irgendwie kurios, dass auch der zweite wichtige Impuls dazu, was ich mit meinem Leben anstellen könnte, aus der Verwandtschaft kam. Schon als Teenager zeigte sich bei mir das Familienleiden: zu hoher Blutdruck. Die Idee zur Altersforschung lag mir sozusagen im Blut.

Meine Diagnose bekam ich mit 17, nicht unbedingt überraschend. Herrje, ich auch, oje, naja. Wenn sich die ganze Familie mit demselben Thema herumschlägt, macht niemand ein großes Theater. Noch dazu waren die Werte nicht komplett außer Rand und Band. Meinen übereifrigen Blutdruck sah ich nur in Form von Zahlen auf einem Messgerät. Ich kann mich nicht erinnern, dass er mich irgendwie gestört hätte.

Das kommt daher, dass Bluthochdruck ein zutiefst hinterhältiger Kerl ist. In Wahrheit weiß man nicht einmal, dass er überhaupt da ist. Still und heimlich tut er sein Tagwerk, aber kein Mensch bekommt wirklich mit, was er dabei anrichtet, bis es tatsächlich ernst wird. Okay, hin und wieder hat man Ohrensausen, es bricht einem der Schweiß aus oder man fühlt sich wie jemand, der es eilig hat und dem gerade fünfmal hintereinander der Parkplatz vor der Nase weggeschnappt wurde. Aber sonst? Ab und zu war ich auch ohne Parkplatzsuche ein bisschen aufgeregt, aber das war schon alles. Man spürt nichts, insbesondere als junger Mensch.

Das Einzige, was mich daran erinnerte, dass in meinem Körper etwas nicht ganz in Ordnung war, waren die Messungen und ein Medikament, das ich einnehmen musste. Besser gesagt: einnehmen hätte sollen. Meine Mutter ist Ärztin und verschrieb mir das Mittel. Ich habe es nicht genommen. Mir ging es ja gut.

Trotzdem habe ich zwei weitere Ärzte aufgesucht, die mir genau dasselbe Medikament in derselben Dosis verschrieben. Daraufhin war ich einsichtiger und dachte: Wenn dir drei Ärzte, einer davon deine Mutter, unabhängig voneinander sagen, dass das Medikament gut für dich ist, dann sei nicht bockig und nimm es. Alle drei versicherten mir, dass es ein komplett harmloses Mittel wäre. Der Punkt sei eher der, dass ich es bis ans Ende meines Lebens schlucken müsste. Ich begann also mit dem Rest meines Lebens.

Nach einer gewissen Zeit bemerkte ich, dass ich kaum aus dem Bett kam, was allerdings rein gar nichts mit Sex zu tun hatte. Ich brauchte ewig, um aufzustehen. Für mich eine vollkommen neue Erfahrung, die mir äußerst ungelegen kam. Üblicherweise mache ich die Augen auf, bin wach, springe aus dem Bett und bin bereit für den jungen Tag. Auf einmal brachte ich die Augen nicht mehr auf, wurde nicht und nicht wach, blieb eine Dreiviertelstunde länger im Bett liegen als früher und hatte rein gar nichts übrig für den jungen Tag.

Die Erklärung dafür fand ich im Beipacktext meines Betablockers. Diese Präparate sind nicht nur gängige, sondern auch sehr gut entwickelte Medikamente. Bluthochdruck ist so verbreitet wie Schnupfen in der Übergangszeit, nur dass er das ganze Jahr über da ist. Die Nachfrage ist also riesig und der Markt noch viel riesiger. Außerdem gehören Betablocker zu den Medikamenten, die nicht heilen, sondern Symptome kontrollieren. Jahrelang und unverzichtbar. Die Pharmaindustrie liebt solche Mittel und steckt gern Geld in sie hinein, weil es sich so schön rentiert. Damit steigert sich die Qualität stetig, man bekommt gute Ware. Und die medizinischen und technologischen Möglichkeiten eröffnen immer neue Verbesserungen. Kein Medikament ist jemals perfekt.

Viele Menschen, die Medikamente nehmen, leben mit der einen oder anderen Nebenwirkung. Oft sind sie weit erträglicher als die Symptome, die man ohne das Präparat hätte. Oft sind sie lebensnotwendig, oft das kleinere Übel. Und oft hat man die Wahl, ob man lieber mit den Symptomen oder den Nebenwirkungen lebt.

Egal wie ausgereift mein Betablocker also war, in seiner Funktion als Blutdrucksenker war er kein Aufputschmittel. Er beeinflusste meinen Tagesrhythmus, er beeinträchtigte meine Lebensqualität, und irgendwann, so fürchtete ich, könnte er sich auf meine Psyche auswirken. Und das wollte ich nicht.

Obwohl Bluthochdruck an sich keine Erkrankung ist, kam ich trotzdem nicht umhin, ihn zu behandeln. Lässt man es einfach so laufen, wird aus einer physiologischen Veränderung irgendwann ein echter Schaden. Früher oder später hat man ein Problem, mitunter ein gravierendes. Ich musste mir etwas einfallen lassen.

Und stieß wieder auf das Fasten.

Den letzten Impuls für die Wahl dieses Forschungsthemas gab mir der Biochemiker Professor Frank Madeo, mein langjähriger Mentor und Doktorvater. Allerdings nicht gleich. Zuerst ließ er mich fast über beide Ohren in die Altersforschung eintauchen, bis ich kurz vor Beginn meiner Dissertation stand. Wir arbeiteten gemeinsam am Institut für Molekulare Biowissenschaften der Karl-Franzens-Universität in Graz. Ich war Teil seiner Gruppe und wurde nach und nach ein immer wichtigeres, immer verzahnteres Rädchen im alltäglichen Laborleben. Wir beschäftigten uns gerade Tag für Tag mit den Auswirkungen des Fastens auf den Körper und das Altern, als wir irgendwann zusammensaßen und auf meinen Blutdruck zu sprechen kamen. Ich erzählte ihm von meinem Medikament und meinen Bedenken.

Professor Madeo sah mich an und sagte: »Slaven, du sitzt an der Quelle und bist blind. Probier's doch mit Fasten, das könnte funktionieren.«

Professor Frank Madeo ist kein Arzt, sondern Biochemiker wie ich, und es gab nur wenige wissenschaftliche Grundlagen für diesen Vorschlag. Trotzdem war mir sofort klar, dass das tatsächlich funktionieren könnte. Signifikante Effekte des Fastens auf den Blutdruck waren nach unserem Erkenntnisstand durchaus denkbar. Franks Idee brachte mich auf ein Experiment.

Fasten statt Betablockern.

Selbstversuche sind in der Wissenschaft keine Seltenheit. Gerade in der Altersforschung gibt es viele gute Leute, die die Dinge an sich selbst austesten. Genau das machte ich. Ich setzte das Präparat ab und begann, Fasttage einzulegen.

Und schau! Wir hatten Glück: Es funktionierte.

Frank Madeo hat mich wissenschaftlich begleitet und vorgegeben, in welche Richtung sich die Forschung bewegen sollte. Beruflich habe ich ihm zu danken, dass ich dorthin gekommen bin, wo ich jetzt stehe. Noch dankbarer aber bin ich dafür, dass er mich auch emotional begleitet hat. Er war zwar nicht der Erste, durch den ich auf das Fasten gestoßen bin. Aber durch ihn bin ich nicht nur meine Betablocker, sondern auch meinen Bluthochdruck losgeworden.

Ich habe das Medikament jedenfalls irgendwann abgesetzt. Allerdings würde ich niemandem, der an massiv erhöhtem Blutdruck leidet, empfehlen, einfach so drauflos zu fasten, ohne das mit einem Arzt zu besprechen. Rein wissenschaftlich haben wir noch nicht einwandfrei geklärt, wie genau, unter welchen Bedingungen und ob es bei jedem funktioniert. Meine Werte waren auch keine Katastrophe, sondern bloß minimal aus dem Ruder. Sie pendelten gerade einmal zwischen normal und leicht erhöht.

Schön und gut, mag sich jetzt jemand denken, einen pipifeinen Blutdruck hat er, großartig. Seine Richtung im Leben hat er gefunden, super. Ein paar weibliche Methusalems hat er in der Familie, wunderbar.

Aber was genau hat das mit Fasten zu tun?

Was passiert dabei in unserem Körper?

Und vor allem: Was hat das mit dem Altern und unseren Zellen zu tun?

Diese Fragen haben wir uns auch gestellt und nach vielen Jahren der hochklassigen Forschung sind wir nah an der Wahrheit dran.

ALT WERDEN ODER
JUNG BLEIBEN

Altersforschung ist total uninteressant.

Wenn ich mit jemandem von Altersforschung rede, sehe ich das Grauen in den Augen meines Gegenübers aufblitzen. Dritte Zähne, grauer Star, neue Hüften, es rasselt nur so herunter hinter der gekräuselten Stirn. Das Alter malt da seine Bilder gerade in den dunkelsten Farben.

Das Wort Forschung wird aufgefressen von dem größten Schreckgespenst der Menschheit, dem Altwerden. Dem Nicht-mehr-schön-Sein. Dem Nicht-mehr-mit-dabei-Sein. Dem Nicht-mehr-Mitkönnen. Dem abenteuerlosen Dasein am Rande. Dem Tod.

Alter ist nicht nur die Lebensphase der Weisheit am Lebensende. Alter ist das Letzte in der Ära des Jugendwahns. Und das ist jetzt gar nicht zeitlich gemeint.

Wenn ich aber von der Langlebigkeitsforschung rede, sehe ich die Neugier in den Augen meines Gegenübers aufblitzen. Glatte Haut, reges Hirn, gute Kondition, die Augenbrauen machen richtige Luftsprünge nach oben. Der Traum von der ewigen Jugend malt sogleich Bilder in den leuchtendsten Farben.

Das Wort Forschung erhebt sich wie ein Versprechen über die Sterblichkeit des Menschen. Langlebigkeit ist kein langsames Dahinsterben. Langlebigkeit ist ein Mitspielen, ohne auf die Reservebank zu müssen. Langlebigkeit ist das Beste am Menschen der Zukunft.

Und das ist ganz generell gemeint.

Gefühlsmäßig besteht ein gewaltiger Unterschied zwischen möglichst langsam alt werden und möglichst lange jung bleiben. Heißt eigentlich dasselbe und doch liegen Welten dazwischen.

Beim Altwerden haben wir den Fortschritt in der Medizin, die Sorge um die Pflege und die Hoffnung auf einen gnädigen Tod im Schlaf im Kopf.

Das Jungbleiben suggeriert uns die Möglichkeit, die Natur auszutricksen. Und dabei setzen wir alles auf die Forschung.

Auf einmal ist die Altersforschung total interessant. Gleichzeitig klingt das alles sehr abstrakt, fast utopisch.

Die Lebenserwartung der Menschen in Europa liegt für Frauen bei 81 und für Männer bei 75 Jahren. Japanische Frauen sind mit 87 die ausdauerndsten Erdenbürger. Bei den Männern bringen es die Bewohner des kalten Islands auf heiße 81 Jahre. Island und Japan, nicht unbedingt Nachbarländer. Allein das deutet leise darauf hin, dass die Aussicht auf ein langes Leben nicht so sehr in den Genen liegt. Wenn die Bedingungen so unterschiedlich sind, muss noch etwas anderes mitspielen.

Tatsächlich hat die Wissenschaft herausgefunden, dass die Gene nur zu etwa 25 Prozent ausschlaggebend dafür sind, wie viel Lebenszeit uns vermutlich zusteht. Die restlichen 75 Prozent bestimmen Umwelteinflüsse, Ernährung und Lebenswandel.

Wir haben also selbst in der Hand, wie lange wir es schaffen, auf diesem Planeten auszuharren. Und das ist etwas, was uns Forscher fasziniert.

Das reine Ausharren ist allerdings nicht das Ziel. Wir sind interessiert an Möglichkeiten, wie wir ein längeres Leben erfreulicher hinkriegen. Gesünder, fitter, lebensfroher. Das ist uns ja im Laufe der Menschheitsgeschichte schon ganz gut gelungen.

Schauen wir einmal kurz über die Schulter zurück.

Unser Organismus ist dafür geschaffen, schnell und kurz zu leben, möglichst viele Nachkommen zu zeugen und dann zu sterben, damit die Ressourcen für die Nachwelt frei werden. Wir geben unsere Gene weiter. Wir hinterlassen Kinder. Wenn die Kinder ihrerseits Kinder haben, werden wir nicht mehr gebraucht und gehen ab von der Weltbühne. Das ist der Plan der Natur. Klingt nachvollziehbar.

Angefangen hat der Homo sapiens sapiens vor etwa 130.000 Jahren mit einer Lebenserwartung von gut drei Jahrzehnten. Vierzig wurde kaum jemand. So ähnlich könnte es heute noch sein. Unter denselben Bedingungen würden wir nicht älter werden als damals. Die meisten von uns kämen nicht über den knackigen Vierziger hinaus, weil uns irgendwelche Viren oder Bakterien dahinraffen würden. Und wenn uns keine Infektion ereilt hätte, dann hätte uns ein Löwe gefrühstückt.

Gegen böse Viren und Bakterien helfen uns heute Antibiotika. Wir werden krank, schmeißen uns ein paar Tabletten in den Hals und schon leben wir munter ein paar Jährchen weiter. Gegen die Löwen helfen uns keine Antibiotika, aber die haben mittlerweile mehr Angst vor uns als wir vor denen. So kann das die längste Zeit mehr oder weniger problemlos dahingehen. Bis wir an die Grenzen unserer Biologie stoßen. Dagegen ist nach wie vor nichts zu machen. Irgendwann muss jeder sterben.

Früher haben die überlebt, die das stärkste Immunsystem hatten. Heute können auch Menschen mit einem schwachen Immunsystem ein ansehnliches Alter erreichen. Medizin, Technik, Hygiene und was sich der Mensch im Laufe der Zeit sonst noch gegen Pest, Cholera und andere Katastrophen einfallen ließ, haben uns die ersten zusätzlichen Jahrzehnte geschenkt. Und die jüngsten Prognosen, dass wir durchaus 100 oder 120 Jahre alt werden können, sind realistisch, da ist man sich ziemlich einig.

Die Technologie ist unser Jungbrunnen.

Unsere Zukunftsaussichten waren noch nie so gut wie heute. Sicher, man wird das Alter weiterhin an der Haut ablesen können. Immerhin macht sich auf ihr schon der Unterschied zwischen einem 25- und einem 35-jährigen Menschen bemerkbar.

Auf der Haut steht etwas über den Lebensstil geschrieben. Sie merkt sich, wie viel sie der Sonne ausgesetzt war. Sie legt sich in Falten, wenn sie zu wenig Wasser und zu viel Ärger abbekommen hat. Sie addiert, wie vielen Achteln Wein sie zuprosten musste. Sie reißt die Poren auf und schnappt nach jedem Schnaps nach Luft. Sie laboriert am Nikotin, leidet am Stress, zittert unter der Kälte und platzt fast bei falscher Ernährung. All das kostet uns Schönheit, aber auch Lebenszeit.

Und all das beeinflusst auch Herz, Leber, Nieren und Konsorten. Die Organe halten viel aus, wenn man bedenkt, wie lange sie ohne Pause im Einsatz sein müssen. Einige können sich regenerieren, die meisten kranken lassen sich gegen gesunde austauschen, viele sind mit Medikamenten aufzupäppeln. Unlängst wurde sogar die erste Kopftransplantation für 2018 angekündigt. Dr. Frankenstein war noch vor wenigen Jahrzehnten nur ein futuristisches Märchen. Heute sind wir gar nicht so weit entfernt von diesem gespenstischen Szenario.

Endlos ist das Leben trotzdem nicht. Die Natur lässt viel zu, aber irgendwann streikt der Organismus. Bis auf wenige Gegenstimmen liegt die derzeit in der Wissenschaft weithin akzeptierte definitive Obergrenze bei etwa 130 Jahren. Spätestens dann ist wirklich Schluss. Wenn es nach der Biologie geht.

Trotz allem, was wir in den Medien hören, war die Wahrscheinlichkeit, dass ein Mensch durch die Hand eines anderen stirbt, noch nie so gering wie heute. Davor können wir uns offenbar schützen. Nur vor uns selbst können wir uns nicht schützen. Unsere Zerbrechlichkeit ist die größte Gefahr. Krankheit ist viel wahrscheinlicher als Gewalt. Herzerkrankungen, Krebs, Lungenentzündung, das sind unsere wahren Feinde.

Wir leben mit dem Fuß auf Vollgas. Work-Life-Balance schaut so aus: Stress bei der Arbeit, schlafen, Stress bei der Arbeit, schlafen, so geht es von Montag bis Freitag, dann kommt das Wochenende, da hat man nur Stress zu Hause, dann ist endlich Montag und man ist froh, dass es den Stress in der Arbeit gibt. Wenn man so lebt, ist man ständig überlastet. Irgendwann gibt etwas auf – die Psyche, das

Herz oder sonst was. Jeder von uns hat seine Sollbruchstelle.

Bis es so weit ist, bombardiert uns der Körper mit Signalen. Dort sticht es, da wird was taub, hinten zwickt's, vorne drückt's. System am Limit. Mayday. Wir ignorieren die Warnungen. Und während wir noch feierlich über Entschleunigung reden, rasen wir auf den Burnout zu. Auf eine Gesellschaft am Weg zum Zusammenbruch. Mit 4000 Umdrehungen fahren wir im zweiten Gang auf der Autobahn Richtung Sanatorium.

Man fragt sich, wozu man da ein längeres Leben braucht.

Sicher, ich habe das jetzt in recht plakativen Farben gezeichnet. Überzeichnet war es allerdings nicht. Die Sehnsucht des Menschen ist, irgendwann von dieser Autobahn herunterzukommen. Eine Abzweigung zu finden, die in die Ausgeglichenheit führt. In eine Idylle, in der die Welt noch in Ordnung scheint. Das wäre dann aber bloß das andere Extrem.

Auch in der Medizin gibt es seit Jahrhunderten den Traum vom Äquilibrium in unserem Körper. Alles sollte ausbalanciert sein. Bitte keine Schwankungen, nur so bleibt unser Körper erhalten. Mittlerweile sehen wir, dass das ein ausgemachter Unsinn ist.

Unser Körper ist genau für das Gegenteil ausgelegt. Wir sind dafür gebaut, ab und zu einen Löwen zu treffen, mit dem wir entweder kämpfen oder vor dem wir wegrennen. Das Gehirn aktiviert sofort die innere Streitmacht. Das Adrenalin schnalzt hinauf, das Cortisol überschwemmt den Körper, das Testosteron rauscht durch uns durch. Der Körper braucht auch das.

Unser Bauplan ist für die Abwechslung konzipiert. Permanente Balance ist Gift. Gleichmut macht gleichgültig. Die goldene Mitte, die Aristoteles angestrebt hat, liegt nicht in der Natur des Menschen. Die großen Dinge des Lebens erreicht man nicht durch die Mittelmäßigkeit. Die Theorie des griechischen Philosophen wurde zu Recht bald angezweifelt. Wie alles, was der Mensch hervorbringt. Wissen bleibt nie am selben Stand.

Auch was das Altern betrifft, fand man immer neue Haupttäter. Im Mittelalter hat es geheißen, Zähne seien böse. Zähne verkürzen das Leben. Es war ja offensichtlich: Alte Menschen hatten keine Zähne im Mund. Das konnte umgekehrt bloß heißen: Nur ohne Zähne wird man alt. Der Sonnenkönig Louis XIV., heißt es, ließ sich deshalb alle Zähne ziehen.

Ich bezweifle, dass er deswegen 77 wurde. Aus heutiger Sicht ist da nur insofern was dran, als Zahnhygiene mit Herzerkrankungen zusammenhängt, und Herzinfarkte ein langes Leben nicht fördern.

Interessant ist, dass sich die abartigsten Methoden, das Alter zu überlisten, mittlerweile sogar mit der modernen Forschung erklären lassen. Meinen Studenten an der Grazer Uni nenne ich als Beispiel gern die Geschichte vom Grafen Dracula und der ungarischen Blutgräfin Elisabeth Báthory. Die blaublütige Dame hat reihenweise junge Frauen um die Ecke gebracht, um in ihrem Blut zu baden, weil das die Haut so straff und geschmeidig hält. Aus wissenschaftlicher Sicht kein sauberes Experiment.

Die Inspiration zum berühmtesten Vampir der Literaturgeschichte könnte auf sie zurückgehen. Oder, was lange geläufiger war, auf den rumänischen Grafen Vlad III. Drăculea, der sich im Kampf gegen das Osmanische Reich redlich den Ruf eines Schlächters erarbeitet hat. Am liebsten war ihm die Pfählung seiner Feinde. Jedenfalls hat sich die Idee, Blut zu trinken, um jung zu bleiben, durch diese Geschichten in der Öffentlichkeit etabliert.

Als Wissenschaftler der Stanford University vor ein paar Jahren ein Experiment starteten, das Blut tatsächlich als den Jungbrunnen ausweist, für den man es so lange gehalten hat, werden sie nicht an diese Vorbilder gedacht haben. Die Parallele ist trotzdem verblüffend. Das Forscherteam hat in seiner Studie junge und alte Mäuse in einem Blutkreislauf zusammengeschlossen. Der Effekt war sensationell: Die alten Mäuse wurden wieder jünger und fitter.

In der ästhetischen Chirurgie arbeitet man mit der Reinigung des eigenen Blutes und der Isolierung von Stammzellen. Nachdem das verjüngte, gesäuberte Blut wieder in den Körper zurückgespritzt ist, kann man einwandfrei die Erfolge an der Haut erkennen. Das behaupten jedenfalls die ästhetischen Chirurgen. Eine Reihe weltberühmter Musiker und Hollywood-Stars hat sich durch solche jährlichen Blutwäschen zumindest äußerlich relativ fit gehalten. Damit sind wir auch schon bei den größten Problemen des Alterns.

Eines davon ist der Lebenswandel. Man muss sich gar nicht allzu sehr bemühen, um sich selbst ein paar Jahre Lebenszeit abzuzwacken. Es genügt schon, zu viel Zeit in der prallen Sonne zu verbringen. Als man Krebs noch nicht diagnostizieren konnte, brachte niemand Sonne und Krankheit in Verbindung. Heute wissen wir, dass uns die UV-Strahlen unseres nächsten Sterns, der uns das Leben auf der Erde überhaupt ermöglicht, auch ein paar Jährchen Lebenszeit verbrennen können, wenn wir sie falsch dosieren.

Natürlich war auch das Essen immer ein Thema, wenn es darum ging, möglicherweise früher abtreten zu müssen als nötig. Allerdings haben die Übeltäter ziemlich häufig gewechselt.

Einmal war es das Fett. Da liefen zaundürre Schauspielerinnen in unzähligen Hollywood-Filmen mit fettarmen Dressings über die Kinoleinwände. Vor allem Amerikaner produzierten haufenweise Low-Fat-Produkte, mit denen sie zuerst die Regale der Supermärkte und dann die Käufer vollstopften.

Was damit erreicht wurde, war allerdings das Gegenteil von dem, was die Offensive gegen das Fett eigentlich sollte. Die möglichst fettlose Ernährung macht die Menschen immer dicker und dicker. In Amerika, wo es in weiten Teilen viel schwieriger als in Europa ist, sich gesund zu ernähren, ist Adipositas zur Volkskrankheit Nummer eins geworden. Gleich neben dem Diabetes, der ja eine Art Zwilling der Fettleibigkeit ist. Fett war also nicht der Bösewicht.

Als Nächstes stellte man die Kohlenhydrate an den Pranger. Das waren die Jahre der Fisch-und-Gemüse-Diäten. Alles, nur keine Nudeln. Irgendwas, wenn's nur keine Kartoffeln sind. Jeden Monat winkten neue proteinreiche Abnehmformeln von den Titelblättern der Zeitschriften. Lebensjahre hat man damit nicht herausgeschunden.

Für einen Molekularbiologen sind das alles Spielwiesen mit Blumen in den buntesten Farben. Trotzdem kam ich nicht direkt dort an.

Mein persönlicher Zugang, der mich in die Arme der Altersforschung gelotst hat, war ein Umweg. Schon seit meiner Kindheit wollte ich Musiker werden. Mit 16 bin ich zur Philosophie übergelaufen. Allerdings störte mich bald, dass ich mir nicht, wie ich angenommen hatte, selbst meine Gedanken machen konnte, sondern die anderer Menschen auswendig lernen sollte. Da meine Mutter, die auf mich wie vermutlich jede Mutter auf jeden Sohn ihren Einfluss hatte, Ärztin ist, kam als Nächstes die Medizin in Betracht.

Meine Mutter hatte sich eine geschickte Taktik ausgedacht, um mir klarzumachen, worauf ich mich da einlassen wollte. Sie traf sich mit ihrer besten Freundin, ebenfalls eine Ärztin, mit mir zum Kaffee, und die beiden unterhielten sich vor mir ganz beiläufig über den Alltag in einer niedergelassenen Praxis. Über die fünfzig, sechzig Patienten täglich, über die eingebildeten und echten Krankheiten, die Wunden und Wehwehchen. Diese Seite der Medizin war nicht das, was ich mir vorgestellt hatte. Meine Mutter hatte offenbar vorher gewusst: Ich wollte im Umfeld für die Menschen arbeiten, nur nicht unmittelbar an ihnen. Und da kam die Molekularbiologie ins Spiel. Das Fach war gerade so richtig im Kommen. Da ging es um Genetik und die Zukunft der Medizin.

Wie funktioniert die Zelle?

Was passiert auf der biochemischen und genetischen Ebene?

Welche Moleküle bestimmen unsere Krankheiten und wie?

Da war die Entscheidung gefallen. Meine Tante, eine Zellbiologin in Kroatien, besorgte mir Fachliteratur und ich verschwand zwischen den Seiten. Ich kippte total hinein in die Welt der Moleküle. Es war wie früher in der Schule. Als Zehnjähriger habe ich viel geschwänzt, war aber vermutlich der einzige Schüler, der dabei nicht in Begleitung eines Mädchens oder eines Fußballs war. Ich war in der Bibliothek und traf mich mit der griechischen und nordischen Mythologie. Mit 17 vergrub ich mich in die Grundwerke der Biochemie und Molekularbiologie.

Wer damit ganz sicher nie gerechnet hat, ist übrigens meine Chemieprofessorin im Gymnasium. In der Abschlussklasse war ich so eine Niete in dem Fach, dass sie mich sitzen lassen wollte. Daraufhin habe ich sie mit großer Verve angelogen. Ich habe ihr gesagt, dass ich Wirtschaft studieren und Chemie im Leben nicht mehr brauchen werde. Sie war gnädig. Heute habe ich meinen Doktor in Biochemie. Das Leben liebt Ironie.

Von Altersforschung als Spezialgebiet war zu Beginn noch keine Rede. Und dann kam Matusa, meine 110 Jahre alte Urgroßmutter und mit ihr die Frage, warum meine Familie so voller weiblicher Methusalems war und die Männer so deutlich früher abtraten. Diese Diskrepanz brachte mich in die Startlöcher.

Der zweite Grund liegt tief in mir selbst. Ich bin ein Rebell. Autoritäten liegen mir nicht. Die Beschäftigung mit der Alterung ist für mich eine Verneinung des Todes als Autorität. Darauf setzte ich später auch den Fokus in meiner Dissertation, weil ich es als Aufgabe der Forschung sehe, gerade auf diesem Gebiet die Endlichkeit des menschlichen Lebens zu hinterfragen.

Die Verneinung des Todes läuft auf ein paar existenzielle Fragen hinaus:

Müssen wir wirklich sterben?

Was bestimmt unser Ablaufdatum?

Und wie kann man es hinauszögern?

In unserer Gesellschaft konzentriert sich das Verständnis von Alterung ausschließlich auf den Tod. Das beschäftigt mich, weil ich es für die völlig falsche Herangehensweise halte. Alterung hat nichts mit dem Tod zu tun. Alterung hat etwas mit dem Leben zu tun.

GESUNDHEITSSPANNE STATT LEBENSDAUER

Betrachten wir die Geschichte des Lebens eines Menschen, nicht die seines Sterbens. Setzt man sich als Wissenschaftler mit diesem Leben auseinander, hat die Forschung so viel mehr Sinn.

Es geht nicht mehr darum, wie alt ich werde.
Es geht darum: Wie werde ich alt?
Wie lebe ich?

Es ist nicht der Endpunkt, den die Wissenschaft messen will. Es sind die Zwischenstationen. Einer, der es schafft, Forschung in diesem Sinne zu betreiben, ist Professor Frank Madeo, der mich viele Jahre betreut und begleitet hat. Anfang des Jahrtausends hat er als Biochemiker Aufsehen erregt, als er den programmierten Zelltod in einfachen Organismen wie Bierhefe entdeckte. Er war der Erste, der gezeigt hat, dass auch einzellige Organismen in der Lage sind, sich zum Sterben zu entschließen. Alle haben ihn ausgelacht. Warum sollte eine Zelle beschließen, jetzt sterbe ich?

Wie sollte das gehen?
Und wo wäre da der Sinn?

Madeo zeigte, wo der Sinn lag: Auch Zellen können Altruisten sein. Auch ein einzelliger Organismus wie Hefe ist in der Lage, sein eigenes Leben für das Leben seiner Tochterzellen aufzugeben. Unglaublich. Vorher war die gängige Meinung, dass es kaum größere Egoisten gibt, als unsere winzigsten Bestandteile. Die Biologie ist vom Standpunkt der Evolution betrachtet ein einziger Krieg zwischen den Genen. Es gibt ein ganzes Buch darüber, wie egoistisch Gene sind. »Das egoistische Gen« ist der Titel. Darin wird die Selbstsucht der DNA beschrieben, und dass den Genen völlig egal ist, was mit dem Rest des Organismus wird. Sie schauen ausschließlich auf sich selbst. Und dann entdeckt ein italienisch-deutscher Biochemiker in Graz, dass Zellen sich für andere aufopfern.

Einer meiner Kollegen beginnt seine Vorträge über unsere Arbeit immer mit einer Geschichte: »Ich habe eine gute Nachricht für Sie«, sagt er, »bevor Sie heute schlafen gehen, werden Milliarden Ihrer Zellen sterben. Diese Zellen sterben, damit andere leben können. So bleiben wir gesund.«

Besser lässt sich der Geist hinter unserer Arbeit nicht ausdrücken. Es geht nicht um das Negative in der Forschung, es geht um das Positive. Wir sind Diener der Gesellschaft. Wir forschen nach dem, was den Menschen nützt.

Nach dem programmierten Zelltod fragte sich Madeo: Wenn Zellen so zu sterben imstande sind, wie leben sie dann? Mitten in dieser Thematik bin ich dazugestoßen.

Ich war sehr an der Krebsbiologie interessiert, mit der sich einer seiner Mitarbeiter in Zusammenhang mit dem Stoffwechselthema auseinandersetzte. Aus dem Projekt ist letztlich nichts geworden. Wie eine Zelle hat es beschlossen zu sterben.

Ich wurde Teil des Teams, gerade als wir das taten, was in der Wissenschaft sehr unüblich ist. Madeo hat die Arbeit am Zellsterben nicht als abgeschlossen betrachtet und sich einer anderen Substanz zugewandt. Er wollte wissen: Wie funktioniert dieser Zelltod und was können wir damit machen?

Unüblich ist das deshalb, weil Wissenschaftler sich gerne auf dem Gebiet, das sie beherrschen, spezialisieren. In unserem Fall wäre das die Screening-Methode gewesen, im Zelltodmessen war Madeo der Experte. Er hätte das Verhalten immer neuer Substanzen untersuchen und seine Erkenntnisse veröffentlichen können. Fertig, die nächste Substanz bitte. Aber er dachte vollkommen anders, und diese Auffassung, wie man Wissenschaft auch betreiben könnte, brachte er seinem Team bei: Wenn eine Fragestellung beantwortet wird, untersucht weiter, was dahintersteckt. Geht in die Tiefe.

Daraufhin begannen wir zu testen, welche Naturstoffe in der Lage sind, das Leben der Zellen zu verlängern. Wir haben zehntausend Substanzen auf die Zellen draufgeschmissen, wie das im Labor so heißt, und beobachtet, was sich tut. Wann sterben die Zellen, wann sterben sie nicht?

Eine dieser zehntausend Substanzen war Spermidin, ein körpereigener Stoff, der nicht nur, aber am geballtesten in der Samenflüssigkeit vorkommt. Dabei fiel auf, dass ein Stamm unserer Versuchsreihe mit relativ wenig Spermidin schnell alterte, während die Zellen mit reichlich Spermidin länger lebten. Die Bestätigung fand man in der Fruchtfliege und im Wurm.

Spermidin war der Knaller unter allen Substanzen.

Das Paper darüber wurde 2009 in der Fachzeitschrift Nature Cell Biology publiziert und ging um die Welt. Das war der Zeitpunkt, wo Graz sichtbar wurde. Innerhalb kürzester Zeit haben Blätter wie The Guardian oder das Time Magazine die Nachricht aufgegriffen. Selbst die Metro-Zeitung in New York hat berichtet. Von Japan bis in die USA war die Meldung eine Story wert. Graz wurde zu einem Mekka für die Spermidin- und Langlebigkeitsforschung. Diese zwei Themen werden uns durch dieses Buch begleiten.

Den Tod verzögern, das ist unsere tägliche Arbeit. Aber sie nützt den Menschen nur, wenn wir die Qualität des Lebens verändern. Healthspan statt Lifespan.

Die Lebensspanne bringt gar nichts, wenn sie nicht in Gesundheit gelebt werden kann. Wir spielen nicht Schach mit dem Tod wie der Ritter bei Ingmar Bergman.

Der Film des schwedischen Regisseurs heißt »Das siebente Siegel« und hat mich immer beeindruckt. Der Ritter reitet von einem Kreuzzug zurück und begegnet dem Tod, der ihm eröffnet, dass er demnächst sterben muss. Der Ritter überredet den Tod zu einem Schachspiel und dem Deal, dass er leben darf, solange der Tod ihn nicht schachmatt setzt. Und dann spielen sie, sie spielen den gesamten Film hindurch.

Ich fühle mich mit diesen Szenen sehr verbunden, weil sie genau das sind, was wir tun. Der Ritter weiß genau, dass er irgendwann sterben wird, die Frage ist nur, wann.

Wann kommt der entscheidende Zug?

Wann ist das Spiel aus?

Der Ritter versucht, die Strategien zu verstehen, um das Endergebnis vermeiden zu können. Genau dadurch erfährt er viel mehr über sich selbst, über das Spiel, über sein Leben. Gegen Ende des Spiels ist nicht mehr die Frage, wann er stirbt und warum, sondern nur noch, wie das Spiel war.

Toller Film, schwarz-weiß, sehr hypnotisch, endlose Dialoge, die oft im Schweigen enden. Man sollte sich den Film nicht anschauen, wenn man müde ist. Lange Zeit hört man nur den Wind. Bergman hat damit, wie er einmal in einem Interview sagte, seine Todesangst überwunden. Altersforschung auf Schwedisch sozusagen.

Aus welcher Richtung man sich der Altersforschung auch immer nähert, eines ist sie mit Sicherheit: eine Investition in die Zukunft. Eingeschränkte Mobilität, Muskelabbau, beschädigte Gelenke, Osteoporose, schwacher Herzmuskel, Kreislaufprobleme, Bluthochdruck, Krebs, Demenz, Diabetes, Störung der Entgiftung der Organe. Jede einzelne dieser Alterserscheinungen ist ein guter Grund, Altersforschung zu betreiben.

Insbesondere, wenn dabei etwas entdeckt wird, das den Anschein erweckt, viele dieser Leiden gar nicht erst aufkommen zu lassen. Fasten ist so eine Entdeckung. Früher haben uns die Lebensumstände dazu gezwungen. Heute müssen wir es uns wieder neu beibringen.

Lebensverlängerung auf ganz natürlichem Weg.

Das Zauberwort dabei heißt Autophagie. Ein Prozess, bei dem sich die Zellen selbst aufräumen und den Müll abtransportieren, zerhäckseln oder etwas Neues daraus machen. Dieses körpereigene Zellrecycling hält jung.

In der Übersetzung für den Anti-Aging-Markt heißt jung vor allem: schön auszusehen. Anti-Aging befasst sich damit im rein ästhetischen Sinn. Außen, nicht innen. In der Wissenschaft bedeutet jung etwas ganz anderes, nämlich die Funktion des Körpers zu erhalten. Innen, nicht außen.

Der Mensch will beides. Er will so lange wie möglich jung und so lange wie möglich gesund bleiben. Der Weg dorthin ist möglicherweise einfacher, als man glaubt. Die Forschung zeigt, dass Fasten die Autophagie einschaltet, die die Zellen in unserem Körper permanent von Müll befreit und das Leben dieser Zellen verlängert.

Das war die lange Antwort auf die Frage, wozu die Altersforschung gut ist. Die kurze kam im Frühling 2017 aus einem Labor in Peking:

In einem Versuch initiierten Forscher bei Mäusen Leukämie. Bevor sich die Krankheit entwickeln konnte, ließen sie eine Gruppe der Tiere fasten und die andere nicht. Das Ergebnis war, dass die Leukämie bei den fastenden Mäusen wenig Auswirkung auf die Lebensdauer hatte. Sie schienen den Krebs gut im Griff zu haben. Die Mäuse, die nicht gefastet haben, entwickelten große Tumore und starben viel früher.

VIEL LÄRM UM EIN NICHTS

Das Beste, was der Mensch für sich tun kann, ist: nichts.
Verrückt, nicht?
Ich tue nichts, und alles wird besser.
Natürlich bezieht sich dieses Nichts nur aufs Essen und gilt bloß tageweise. Das Alles hingegen ist nicht allzu übertrieben. Fasten beeinflusst Körper, Geist, Wohlbefinden, Gesundheit und Lebensdauer wie kaum etwas anderes. Wenn wir uns überlegen, welchen Aufwand wir sonst treiben, um so eine Breitenwirkung zu erzielen, ist Fasten ein stattliches Phänomen.

Dass es dabei nur aus einem Unterlassen besteht, fasziniert mich als Privatmensch Slaven. Als Molekularbiologe Stekovic fesselt es mich bis in die letzten Winkel unserer Zellen.

Einige Fasten-Effekte kennen wir aus Erfahrung, andere sind erforscht. Manches ist bewiesen, etliches wird mit sehr großer Wahrscheinlichkeit angenommen.

Dass es den Organismus generell sehr positiv beeinflusst, ist seit Hippokrates keine Neuigkeit. Er sagte es ungefähr so: Sei mäßig in allem, atme reine Luft, treibe täglich Hautpflege und Körperübungen und heile ein kleines Weh eher durch Fasten als durch Arznei. Er lag ziemlich richtig, der gute alte Vater der Medizin.

Fasten kann zum Beispiel chronische Krankheiten wie Rheuma oder Arthritis und Stoffwechselstörungen wie Diabetes lindern. Es ist eine Möglichkeit, Gewicht zu regulieren und ohne große Schwankungen zu halten. Es hebt die Stimmung. Es verjüngt den Körper und den Geist. Und es verlängert das Leben allein schon dadurch, dass es so viel Lebensverkürzendes gar nicht erst zum Zug kommen lässt.

Weil man nicht Wasser predigen und selber Wein trinken kann, sage ich das nicht nur als Wissenschaftler, sondern auch als Versuchsperson. So oder so habe ich ein Drittel meines Lebens mit dem Fasten verbracht. Mitunter lebte ich in einer futterlosen Einöde. Einem ernährungstechnischen Funkloch.

Mitten im Fressparadies der Überflussgesellschaft war ich immer wieder umhüllt von diesem segenbringenden Nichts. Es ist, als hätte ich mich im blinden Fleck des Schlaraffenlandes einquartiert. Draußen schlugen sich die anderen den Bauch voll, im Labor hörte ich zuzeiten weder Kauen noch Schmatzen. Schon gar nicht mein eigenes. Rund um mich herrschte Fastenzeit. Allerdings nicht ausgerufen von der Kirche, sondern von der Wissenschaft.

In den wildesten Forscherjahren befand ich mich im Ganzkörpereinsatz im Dienste der Wissenschaft. Während ich versuchte, meinen Blutdruck auszuhungern, waren meine Arbeitstage damit ausgefüllt, die Biochemie mit Erkenntnissen übers Fasten zu füttern. Wir hatten eine groß angelegte Fasten-Studie am Institut laufen. Professor Frank Madeo und Professor Thomas Pieber waren Initiatoren und Leiter der Studie, ich war tief in die Organisation und Durchführung des Projektes verstrickt. Ganz profan ausgedrückt, ging es in meinem Leben damals um nichts anderes als darum, nicht zu essen.

Natürlich ist das eine völlig unwissenschaftliche Übertreibung. Der Mensch braucht Energie, der Mensch muss essen. Und das ist nur die ganz geschmacklose Kurzformel, immerhin gibt es ja auch noch so etwas wie den Genuss.

Der Mensch muss nur nicht so viel essen, wie er glaubt, und vor allem nicht pausenlos.

Im Sinne der Wissenschaft wurde jeden zweiten Tag gehungert. Man nennt es intermittierendes Fasten, Intervall-Fasten, Kurzfasten, alternierendes Tagesfasten oder die Heute-nichts-morgen-alles-Diät. Gemeint ist damit immer dasselbe:

Einen Tag wird nicht gegessen.

Am nächsten wird gegessen, und zwar alles.

Dann wird wieder einen Tag nichts gegessen.

Am nächsten wieder alles.

Und so weiter.

In der Öffentlichkeit hat sich die Methode über die Gemeinschaft rund um den Kabarettisten Bernhard Ludwig herumgesprochen, die sie großteils zum Abnehmen als Diät betreibt. In Wahrheit ist das Prinzip uralt.

Fasten ist ein Erbe aus der Steinzeit, als das Essen noch vier Beine hatte und sich zierte, auf den Speiseplan zu hüpfen. Außerdem kam so ein Wildschwein nicht alle halben Stunden vorbei, mitunter ließ sich wochenlang nichts Essbares blicken. Lief den Jägern ein Hase vor den Knüppel, gab es einen Appetithappen, schleppten sie einen Bären heim in die Höhle, brachen Schlemmerwochen an. Dazwischen blieb den Menschen gar nichts anderes übrig, als zu fasten.

In diesem Modus befinden wir uns heute noch.

Ich werde immer wieder gefragt, wieso wir Menschen uns nicht längst an unsere sitzenden Berufe und das ständig vorhandene Futter gewöhnt haben, warum der Stoffwechsel unseren geänderten Lebenssituationen hinterherhinkt, und wie lange die Verdauung die neuen Zeiten noch verschlafen will.

»Naja«, antworte ich, »evolutionär gesehen sind diese Veränderungen erst ein paar Stunden her.«

»Ja schon«, heißt es dann, »aber es ist trotzdem 5000 Jahre her, dass wir aus der Steinzeit heraus sind. Seit 9000 Jahren ist der Mensch sesshaft, hat Getreide angebaut, Vieh gezüchtet, seine Ernährung umgestellt. Er ist vom Nomaden zum Bauern geworden und hat sich vom Keulen schwingenden Kraftlackel zum Schreibtischtäter entwickelt, den die Technologie in einen Homo technologicus verwandelt.«

»Stimmt«, sage ich, »bloß, dass diese 5000 Jahre 100 000 Jahren gegenüberstehen, in denen der Mensch sein Essen nicht in einem Supermarktwagen zur Kassa fuhr. Es kommt nicht darauf an, die Jahre zu zählen, sondern darauf, in welchem Verhältnis sie zueinander stehen. Eins zu zwanzig in diesem Fall. So gesehen können wir uns noch auf eine ganze Weile Urmensch-Stoffwechsel einrichten.«

Die Geschichte erscheint dann ganz logisch. Es wirkt absurd, dass uns Ernährungsexperten zu fünf, schön über den Tag verteilten Mahlzeiten raten. Erklärt wird uns das mit der Gier. Indem wir unaufhaltsam nachschieben, soll der Heißhunger keine Chance kriegen und wir zwischendurch weniger versucht sein zu naschen.

Die Rechnung geht für mich nicht auf. Selbst Zwischenmahlzeiten wie Obst oder ein Joghurt sind in einem so überladenen Essensplan nichts anderes als Naschen, wenn auch einen Hauch gesünder als irgendwas aus der Imbissbude.

Abgesehen davon, dass ständiges Essen den Insulinspiegel hochhält, dadurch unsere Zuckervorräte im Körper aufgebraucht werden und der Hunger überhaupt erst wieder ausgelöst wird, ist es, als würde eine endlose Reihe Beutetiere an uns vorbeitraben, jedes den Schwanz des Vordermannes im Maul. Steinzeit-Essen auf dem Fließband, wie heute das Sushi beim Japaner. Die Parade würde nie abreißen, und wir könnten uns herauspicken, worauf wir Gusto haben. Hunger könnte man das mit Sicherheit nicht nennen. Der kommt nur auf, wenn zwischendurch einmal Pause ist. Und auf einmal ist es gar nicht mehr so verrückt, das Fasten.

Was mich angeht, war es meine erste Fastenzeit, nicht aber mein erster Selbstversuch. Ich habe verschiedene Ernährungsregime ausprobiert, davor aber eher in Bezug auf bestimmte Aminosäuren, die auch in meiner wissenschaftlichen Karriere eine Rolle spielten. Ich wollte der Chemie, von der wir umgeben sind, nicht nur theoretisch, sondern auch persönlich auf die Schliche kommen. Wobei ich gar nicht an große Industrien, synthetische Herstellung oder die Riege an Genussverstärkern, Farbstoffen oder E-Nummern denke. Chemie ist in jedem Apfel, jeder Wurst, in jedem Glas Wasser. Das ist die ganz natürliche Chemie. Die, aus der das Leben ist.

Die Biochemie ist die Schnittstelle zwischen Biologie und Chemie. Sie beschäftigt sich damit, wie die Chemie im biologischen Sinn funktioniert, und was sich in weiterer Folge auch auf die Medizin übertragen lässt. Vor allem experimentiere ich deshalb mit unterschiedlichen Lebensstilen, weil ich überzeugt bin, dass wir unseren Körper sehr gut steuern können, wenn wir bewusst leben.

Für die meisten Menschen, die noch keine Erfahrung mit dem Fasten haben, ist diese Art des bewussten Lebens vorerst aber völlig unvorstellbar. Um nicht zu sagen: ein Horror.

Sie sehen sich unterzuckert auf wackeligen Beinen durch den Tag staksen, mit zitternden Händen alle paar Minuten ein Glas Wasser trinken, von dem sie die Hälfte verschütten, und gegen Abend vor lauter Schwäche auf alle Viere sinken, um irgendwann ins Bett zu kriechen. Sie sind überzeugt, spätestens am frühen Nachmittag das Handy nicht mehr am Ohr halten zu können und zum Feierabend hin nicht mehr erfassen zu können, was in einer dreizeiligen SMS steht. Sie sind sicher, dass sich zu Mittag die ersten leichten Entzugsaggressionen bemerkbar machen, die dann in dem Maß anschwellen, in dem sie die Kraft verlässt, den Zorn auch herauslassen zu können. Das Einzige, was am Ende des Tages noch knurrt, ist ihr Magen.

Schließlich münden derartige Hungervisionen immer in dieselbe Frage:

Wie lässt sich das denn durchhalten?

Die Antwort ist recht pragmatisch: mit Arbeit und Kaffee. Arbeit ist die beste Ablenkung vom Hunger. Den man zwar gar nicht hat, aber das glaubt einem anfangs niemand. Und Kaffee, allerdings ohne Milch und Zucker, unterstützt das Fasten. Das Phänomen kennt jeder, der morgens keine Zeit fürs Frühstück hatte, und erst am Nachmittag draufkommt, dass er auch das Mittagessen hat ausfallen lassen.

In Wahrheit ist es noch viel einfacher. Das wirklich Essenzielle am Fasten ist: gar nicht erst mit dem Essen anzufangen.

Denn kaum erhält der Körper auch nur das kleinste bisschen Zucker, will er mehr. Jede Kalorie, die in den Organismus gelangt, jagt ein einziges Signal durch ihn durch: Leute, gleich gibt's mehr! Das ist gleichzeitig der Weckruf für den Hunger, der den Rest des Tages dann keine Ruhe mehr gibt.

Vermutlich habe ich damit die letzten Hoffnungen zerstört. Ich sehe das oft in den Gesichtern von Menschen, für die schon eine klare Suppe am Tag nichts ist. Nimmt man ihnen die auch weg, ist es noch schwieriger, Gabel und Messer für einen Tag aus der Hand zu legen. Das nächste Stadium ist: den Löffel abzugeben.

Für alle, die Schummeln im Hinterkopf haben, ist Fasten tatsächlich zu anstrengend. Denn dann bedeutet es: Dafür, dass ich kein Essen bekomme, muss ich mich auch noch unglaublich plagen.

Um es gleich einmal gerade heraus zu sagen: Ganz mit links geht es nicht, das Fasten. Ein bisschen Disziplin braucht man immer. Aber es ist weit einfacher, als mit dem Rauchen aufzuhören. Immerhin darf man am nächsten Tag wieder essen.

Die nächste bange Frage ist: Von wann bis wann muss man fasten?

Darüber gibt es wilde Diskussionen unter Wissenschaftlern. Die einen sagen, man soll morgens wie ein Kaiser, mittags wie ein König und abends wie ein Bettelmann essen. In dem Fall ist das Prinzip des Tagesfastens völlig klar: alle drei Mahlzeiten auslassen.

Die anderen sind wieder der Meinung, man könnte auch erst gegen Abend mit dem Essen beginnen und seine Kalorien in einer Sitzung verfuttern. Das wirkt, als wäre es schon das halbe Fasten. Da könnte es sich doch auch ausgehen, 24 Stunden zu fasten. Da gibt es dann keine Fasttage, sondern eher ein tägliches Ritual, dessen Sinn bisher allerdings nicht so genau untersucht wurde.

Ob das dem Rhythmus der Natur entspricht, ist aber die wichtigere Frage. Dieser Rhythmus hat mit den drei Hauptsignalen zu tun, die den Körper von außen steuern: hell und dunkel, kalt und warm, fasten und fressen.

Damit sind Mensch und Tier mit der Natur verbunden. Das sind die drei Stimuli, die uns von außen kontrollieren. Lange Zeit haben wir sie völlig unabhängig voneinander betrachtet. Aber das sind sie nicht. Sie haben eine Schnittmenge: eine Gruppe von Genen, unter anderen auch die sogenannten CLOCK-Gene. Nach ihnen tickt die innere Uhr im Menschen, die mit den Hell-Dunkel-Phasen auf der Erde synchronisiert ist.

Licht ist das Signal, das uns die Orientierung von außen liefert. Aus dem Tag-Nacht-Rhythmus, dessen Erforschung durch Jeffrey Hall, Michael Rosbash und Michael Young übrigens den Nobelpreis 2017 für Medizin wert war, erkannte der Mensch, wann er jagen sollte. Nämlich vorzugsweise dann, wenn sich Beute herumtrieb, die er sehen konnte und er selber einigermaßen sicher war. Was den Tag eindeutig favorisierte. Insbesondere in der Früh war der Pirschgang eine sichere Bank. Die meisten Tiere saßen am Wasser und waren einigermaßen mit sich selbst beschäftigt. So leichtes Spiel hatte der Mensch den ganzen Tag über nicht mehr.

Licht und Dunkel haben also direkt mit dem zweiten Signal, Fasten oder Fressen, zu tun.

Nachtaktive Tiere schlafen nur deshalb tagsüber, weil sie in ihrem Lebensraum Futter eher im Dunkeln finden und dann außerdem auch selber seltener gefressen werden. Sie haben sich angepasst und umgestellt.

Menschliche Nachteulen haben sich auf ähnliche Art angepasst. In ihrem Fall ist es eine kulturell bedingte Umstellung. Eine Prägung durch die Eltern. Eine Notwendigkeit aus Jobgründen. Eine bloße Angewohnheit. Unsere Gesellschaft lässt es zu, nachtaktiv zu sein. Vor allem deshalb, weil es Nahrung rund um die Uhr gibt.

Von der Evolution her gesehen ist Nahrung der erste Kontakt zwischen Lebewesen und Umgebung. Aus ihm haben sich die Arbeitszeiten der Organe zu gewissen Tageszeiten ergeben. Dafür ist eine Gruppe von Genen zuständig, die nichts mit dem Schlafrhythmus und der inneren Uhr zu tun haben, sondern mit dem Stoffwechsel verbunden sind. Und dann gibt es auch noch einen gewissen Einfluss, der mit der hormonellen Steuerung zu tun hat.

Es ist also nicht egal, ob untertags oder in der Nacht gefastet wird. Der circadiane Rhythmus, was so viel bedeutet wie: rund um den Tag, unterstützt das Fasten einfach besser.

Selbst das dritte Außensignal, die Temperatur, trägt seinen Teil dazu bei. Um reibungslos zu funktionieren, braucht der Körper stabile 37 Grad. Damit laufen seine großen Motoren Herz und Hirn samt den anderen Organen störungsfrei. Damit können die Moleküle auf zellulärer Ebene am besten arbeiten. Enzyme funktionieren nur bei einer gewissen Temperatur und in einem gewissen Milieu, auch Blut und sonstige Flüssigkeiten im Körper haben es gern so warm.

Denken wir das Ganze noch ein bisschen weiter.

Ist es draußen warm oder kalt, brauche ich zusätzliche Energie, um meine Körpertemperatur zu erhalten oder den Körper zu kühlen. Unser autonomes Nervensystem schafft das alles, ohne dass wir es überhaupt merken. Es arbeitet unabhängig von unserem Willen.

Die Entscheidung, muss ich den Körper aufwärmen oder kühlen, findet dagegen im zentralen Nervensystem im Gehirn statt. Von dort wird der Befehl samt To-do-Liste in den Rest des Körpers weitergeleitet.

Braucht der Körper mehr Wärme, passiert genau dasselbe, was auch beim Fasten passiert. Es wird Fett abgebaut und in chemische Energie umgewandelt. Indem die Moleküle zerstückelt werden, entsteht Energie in Form von chemischen Verbindungen, die entweder für die Funktion der Zellen oder für die Herstellung der thermischen Energie, also Wärme, verwendet werden.

Dieser Prozess findet im braunen Fettgewebe statt. Ja, das gibt es auch im Körper, in der Gegend unter dem Schlüsselbein rund um das obere Brustbein.

Der Unterschied zwischen dem weißen und braunen Fett ist die Anzahl der Mitochondrien. Diese Organellen in unseren Zellen sind hauptsächlich für die Energieproduktion verantwortlich, sind aber auch die Schnittstelle für den Stoffwechsel der Zelle. In diesen winzigen Kraftwerken der Zelle wird ständig etwas auf- oder abgebaut. Sei es Fett, seien es Proteine, Aminosäuren oder Zucker.

Die Mitochondrien sind ausgesprochen interessante Bestandteilchen unserer Zellen. Ihr Aufbau ist einzigartig, vor allem haben sie etwas, das keine einzige andere Organelle in unserem Organismus hat: Ein Mitochondrium hat eine eigene DNA. Alle anderen Organellen werden durch DNA im Zellkern, dem sogenannten Kontrollraum der Zelle, gesteuert. Die Mitochondrien sind allerdings kleine Rebellen. Sie wollen unabhängig und autark sein. Ganz so frei von dem Zellkern sind sie trotzdem nicht, denn ein gutes Zusammenleben funktioniert nur dann, wenn man Rücksicht aufeinander nimmt. Und genau das machen auch diese kleinen Wunder der Natur.

Warum sich die Mitochondrien zu solchen Extrawürsten entwickeln durften, ist noch ein bisschen umstritten. Der größte Teil der Wissenschaftler kann sich aber für die Erklärung erwärmen, dass die Mitochondrien, evolutionär betrachtet, Parasiten in unseren Zellen waren. Unter dem Elektronenmikroskop erkennt man deutlich, wie groß die

Unterschiede zu einer menschlichen Zelle sind, und wie sehr sie bakteriellen Zellen ähneln. Ihre DNA hat die klassische Form der Doppelhelix, aber von den Informationen, die sie enthalten, und vor allem wie sie abgelesen werden, ist ein Mitochondrium ein Bakterium.

Die Vermutung ist, dass sich irgendwann in der Evolution ein Bakterium in unsere Zelle verirrt hat und dadurch ein Synergismus entstanden ist. Das Bakterium hat seinerseits das aufgegeben, was in der Zelle schon vorhanden war, nämlich Bausteine zum Leben zu liefern. Das ist auch der Grund, warum es allein nicht mehr überlebensfähig gewesen ist. Die Zelle hat ihrerseits profitiert, indem sie einen Zugang zu einer sehr effizienten Energieproduktion bekam.

Solches Tauschen ist in der Natur nicht ganz selten. In Zusammenarbeit von zwei Organismen entstand mitunter plötzlich etwas ganz Neues. Man schaut sich etwas voneinander ab, und jeder hat seinen Nutzen daraus.

Die Mitochondrien sind weit effizienter und liefern viel größere Energiemengen als die Zelle es ohne sie schaffen würde. Der Nachteil dieser effizienten Energieherstellung ist die Fehleranfälligkeit. Wenn dabei etwas schiefläuft, läuft ordentlich was schief. Dann haben wir einen Super-GAU in unseren Kraftwerken. Die Katastrophe hat einen Namen, den wir vor allem aus der Kosmetik kennen. Wir haben es mit den freien Sauerstoff-Radikalen zu tun. Sie zerstören die Zelle aus dem Inneren heraus.

Und damit sind wir wieder beim Essen.

Die Polizeitruppen in den Zellen, die das bis zu einem gewissen Grad in Ordnung bringen können, sind die sogenannten Antioxidanzien. Vitamin C zum Beispiel kann die Rabauken abfangen und neutralisieren. Das geht auch ganz ohne Nahrungsergänzungsmittel, ein Apfel oder eine Orange bringen die Randalierer auch zur Räson.

Der kleine Ausflug in die Tiefen unserer Zellen zeigt, wie unglaublich verzahnt das System ist. Wie eines mit dem anderen zusammenhängt, und nichts unabhängig vom anderen betrachtet werden kann. Das ist in jeder Zelle so. Das gilt für Körper, Geist und Seele.

Machen wir eine kleine Zeitreise in die Vergangenheit, zurück zu meiner Uroma Matusa und den anderen langlebigen Frauen in meiner Verwandtschaft.

Die Familie meiner Mutter kommt aus der Gegend von Split, nicht direkt vom Meer, wo die Landschaft heute scharenweise Touristen anzieht, sondern aus den kroatischen Bergen. Dort lebten die Menschen nicht vom Tourismus, dort lebten die Menschen von dem, was der Boden hergab. Und das ist nach wie vor denkbar wenig.

Dieses Kroatien in den Bergen ist ein Kontrast zu dem, was wir als moderne Menschen in Zentraleuropa kennen. Insbesondere, wie man dort mit dem Essen umgeht. Bemerkenswert fand ich immer, dass es ausgerechnet die Menschen in dieser Gegend, auf der zuweilen das Prädikat hinterwäldlerisch klebt, längst schon vormachten, worüber andere gerade zu reden begannen. In der Überflussgesellschaft war das Schlagwort der bewussten Ernährung aufgekommen. Die Leute in diesen Bergen praktizierten sie aber schon seit Jahrhunderten. Sie ernährten sich sozusagen unbewusst bewusst. Ich konnte beobachten, wie die Medien immer neue Namen für etwas erfanden, das sie seit Jahrhunderten einfach Leben nennen.

In manchen Dingen sind die Hinterwäldler dem Fortschritt voraus. Ich darf das so sagen, ich bin genetisch einer dieser Hinterwäldler. Und die Wissenschaft hat mich gelehrt, dass die traditionelle Art, in der sich meine Vorfahren ernährt haben, verdammt modern ist.

Das Stichwort heißt nicht nur bewusste Ernährung, vor allem heißt es: fasten.

Das unwirtliche Land machte nicht zwangsläufig Vegetarier aus seinen Bewohnern, aber Fleisch war eindeutig ein Sonntagsbraten. Wobei Braten auf eine falsche Fährte führen würde. Traditionell wurde das Fleisch, das tatsächlich nur sonntags auf den Tisch kam, gekocht und nicht gebraten. Es schwamm in viel Suppe mit viel Gemüse. Das Rundherum war das, was satt machte. Das Stückchen Fleisch, das für jeden abfiel, wäre ein bisschen einsam im Magen herumgelegen. Unter der Woche aßen sie größtenteils Teigwaren, auch das hauptsächlich mit Gemüse. Und zwischendurch wurde gefastet.

Wenn man in der Gegend unterwegs ist, sieht man in diesen Dörfern nach wie vor noch sehr viele alte Leute. Das sage ich jetzt nicht als Wissenschaftler, sondern als Spross einer der hiesigen Familien, als Besucher und Beobachter. Viele alte Menschen auf einem Fleck bilden schließlich keine Basis für eine gültige Erkenntnis, und es gibt einen ganzen Haufen Gründe dafür.

Zum Beispiel, dass die Jüngeren gern in die Stadt gezogen sind. Dass die Leute hier kein leichtes Leben haben und deswegen älter ausschauen, als sie sind. Dass ihnen die Sonne Furchen ins Gesicht gebrannt hat. Oder dass niemand wusste, wie alt sie wirklich waren, weil nicht immer gleich nach der Geburt Zeit war, sie als neue Gemeindemitglieder anzumelden, und mitunter Jahre verstrichen, bis sich so ein Amtsweg dann doch einmal ergab.

Sie sind ungenau, diese Beobachtungen, emotional und aus dem Bauch heraus, und doch untermauern auch sie das, was ich später in akribischer Forschung herausgefunden habe.

Besonders spannend fand ich es, dass kaum ein Mann auch nur annähernd so alt wurde wie seine Frau, geschweige denn sie überlebte. An sich nicht ganz überraschend, weil Frauen überall eine höhere Lebenserwartung haben. Und doch ist es vielsagend. Denn die Männer haben nicht gefastet.

Zu Matusas Zeiten lebte man in einer Welt der klaren Geschlechterrollen. Die der Männer war es, die schweren Arbeiten außerhalb des Hauses zu erledigen und die Stellung des Familienoberhauptes anständig mit Schnaps zu begießen, mitunter täglich. Kulturell sah ihre Vormachtstellung sogar vor, dass sie gemeinsam mit den Kindern zu essen bekamen. Für die Frau blieb, was übrig war. Auch das gehörte zur Tradition. Der Familienvater brauchte am meisten Kraft, also musste er genug essen.

Die Zeiten haben sich geändert, so ein Rollenbild wäre heute nicht mehr denkbar. Trotzdem sind die Männer Fastenmuffel geblieben. Dass sie grundsätzlich eine kürzere Lebenserwartung haben als Frauen, liegt vorwiegend daran, dass Männer Männer sind. Wir wissen das schon lange aus der Forschung: Die sogenannten männlichen Hormone wie das Testosteron können die Lebensdauer verkürzen.

Die Frauen jedenfalls besuchten die Messe und hielten die Fasttage ein. Jeden Freitag und jeden Mittwoch. Einen Tag für Gott und einen für den Familienheiligen. Gerade den Familienheiligen zu ehren, ist mehr als eine Pflicht, es ist ein Vergnügen, denn er beschützt die Familie.

Diese Fasttage waren damit auch eine Art Katharsis, eine Seelenreinigung. Es ging darum, dankbar zu sein. Dafür, dass man überhaupt da ist. Dass die Familie gesund ist. Dass man zu essen hat und ein Dach über dem Kopf. Menschen, die wenig haben, sind meistens viel dankbarer, als jene, die im Überfluss leben.

Religion und Fasten sind seit jeher eng verbunden. Deshalb gibt es auch so viele verschiedene Arten des Fastens. Die Buddhisten essen generell wenig, viele fasten vor dem Meditieren, manche essen das ganze Jahr über nur bis Mittag. Die Muslime essen im Ramadan nur, bevor die Sonne aufgeht und nachdem sie untergegangen ist.

Im Christentum haben sich die Fastenregeln sehr gelockert. Am Karfreitag, an dem der Kreuzigung Jesu wegen am strengsten gefastet wurde, genügt es heute, kein Fleisch zu essen. Die vierzig Fasttage vor Ostern, die einst zur christlichen Pflicht gehörten, haben dagegen in den vergangenen Jahren eine Renaissance erlebt.

Die meisten nutzen sie zumindest, um sich Alkohol oder Süßigkeiten zu verbieten. Es wird nicht richtig gefastet, es wird ein Opfer gebracht. Auch für Nicht-Katholiken ist der Aschermittwoch der Start in eine etwas enthaltsamere Zeit. Umso perverser scheint der Auftakt dieser Fastenzeit mit seinem Angebot an Heringssalaten und Mayonnaise triefenden Fischbuffets, das vom Fasten so weit entfernt ist wie der Papst von einer Ehefrau.

Ursprünglich kommt das Fasten aus dem Nahen Osten und basiert auf dem Wissen aus Tausenden von Jahren. Im Alten Testament wird zum Zeichen der Trauer gefastet. König David soll nichts mehr gegessen haben, als sein Sohn tödlich erkrankte. Die alten Ägypter fasteten, übrigens ebenso wie die alten Griechen, besonders Pythagoras und Platon waren überzeugte Nicht-Esser.

Eine Zeitlang hat die Fastenforschung in muslimischen Ländern richtiggehend geboomt. Das Hauptinteresse aber kommt heute aus den westlichen Ländern und mittlerweile auch aus den USA. Und es dehnt sich von den körperlichen Effekten auch auf die psychischen aus. Beim Fasten bewegt sich nämlich auch im Hirn vieles anders als sonst.

Die einen bezeichnen es als eine Art Fliegen. Andere empfinden es, als würde man im Kopf die Möbel umstellen, um die Dinge einmal etwas anders zu sehen. Tatsächlich befeuert das Fasten auch die Fähigkeit, Lösungen und Auswege zu finden. Oft schlägt man sich monatelang mit etwas herum, ohne auf einen einzigen grünen Zweig zu kommen, dann isst man ein paar Tage nichts, und es wächst einem ein ganzer Baum entgegen.

Man sieht plötzlich klarer.

Vor allem darum geht es in Klöstern und Instituten, die Heilfasten anbieten. Diese Kuren dauern mindestens eine Woche und man bekommt einmal am Tag einen Saft und eine klare Gemüsesuppe.

Allerdings erfordern diese Kuren beim Fastenbrechen weit mehr Disziplin als das ganze Intervall-Fasten. Fährt man vom Kloster direkt ins nächste Wirtshaus und verputzt dort einen Schweinsbraten, kann man sich zum Dessert gleich einen Krankenwagen bestellen. So eine rasante Umstellung hält unser Körper nicht aus. Er kann das Fleisch nicht von jetzt auf gleich verarbeiten. Er erlebt einen Schock und weiß nicht, was er als Nächstes tun soll. Angenehm ist das nicht. Man will ja die Lebensänderung, die man sich vom Mund abgespart hat, noch erleben.

Diese Art Fasten ist zwar nicht ganz mein Favorit, aber ein, zweimal im Jahr faste ich auch für drei, vier Tage hintereinander. Das hat nichts mit dem berühmten Entschlacken zu tun. Überhaupt konnte die medizinische Forschung nie einen Beweis für diese Schlacke finden. Allerdings ist der Reinigungsgedanke beim Entschlacken an sich nicht verkehrt. Denn in der Zelle wird tatsächlich Müll entsorgt und entgiftet.

Wer sich das mehrtägige oder alternierende Fasten nicht vorstellen kann, legt vielleicht einmal in der Woche einen

Tag ohne Essen ein. Oft passt auch der Terminkalender nicht zu einem strikten Heute-nichts-morgen-alles-Plan. Dann variieren Sie eben. Ein Tag nichts, zwei Tage alles. Auch gut. Schließlich machen Sie nicht bei einer Studie mit.

Selbst nur einmal in der Woche zu fasten, kann nicht schaden. Wenn es die Wahrscheinlichkeit für Krebs senken kann, ist das ein gutes Investment. Fasten als Prävention. Wissenschaftlich noch nicht vollständig belegt, wenn auch die Erfahrungen sehr darauf hindeuten. Ich bin ohnehin dafür, dass man niemandem etwas vorschreibt. Dogmen in der Ernährung sind Unfug.

Zu den gängigen Fastenarten gehört auch die sogenannte Eight-Hour-Diet, bei der man pro Tag nur innerhalb von acht Stunden Kalorien zu sich nimmt. Den Rest der Zeit gibt es nur Wasser und Kaffee.

Die Fünf-plus-zwei-Fasten-Diät des Mediziners und BBC-Journalisten Michael Mosley löste eine regelrechte Fastenwelle aus. Er hat sich weltweit eine ansehnliche Community geschaffen. Fünf-plus-zwei bedeutet zwei Fasttage in der Woche, egal welche. Wobei Fasttag nicht ganz korrekt ist. Bei Mosley darf man mit klarer Suppe 300 bis 500 Kalorien am Tag zu sich nehmen. Die noch sanftere Variante davon erlaubt zwei Tage fasten innerhalb von zehn Tagen mit Essen.

Mosley ist zuständig für die medizinischen Dokumentationen der BBC. Die Sendungen sind unglaublich beliebt und leben davon, dass er im Selbstversuch Phänomenen auf den Grund geht. Wissenschaftlich interessant, weil er nicht nur über etwas berichtet, sondern die Dinge auch an sich selbst messen lässt. Die Effekte, die er in der Folge über das Fasten an sich feststellte, waren sehr aufschlussreich. Er schaffte es schon nach wenigen Wochen seine Blutzuckerwerte zu senken, seinen Blutdruck in den Griff zu kriegen und verbesserte eindeutig sein Blutbild.

Egal, auf welche Art man seine Essenspausen einlegt, sie ermöglichen eine Kommunikation mit dem Körper, zu der man sonst gar nicht in der Lage ist. Man kann in sich hineinhören, wie man will, man dringt gar nicht mehr zu sich selber durch. Das viele Essen dämpft das, was einem der Körper eigentlich sagen will. Abgesehen davon hat er ohnehin keine Zeit für lange Gespräche, er muss ja verdauen.

In Wahrheit sind wir ständig dabei, irgendetwas zu müssen. Und das meistens auch noch schnell. Das ist unser Alltag. Seit der industriellen Revolution ist Zeit zu einem völlig neuen Begriff geworden.

In Großbritannien, von wo dieser Umbruch ausgegangen ist, haben vorher alle Uhren unterschiedlich getickt. Die Menschen wussten ungefähr, wie spät es ist, obwohl jeder eine andere Uhrzeit angab. Sie sind mit der Sonne aufgestanden und waren etwa zur selben Zeit bei der Arbeit. Am Abend gingen alle gleichzeitig heim. Mit der industriellen Fertigung in den großen Fabriken war es mit diesem Schlendrian vorbei. Jetzt ging es um Timing. Die Pünktlichkeit hat ihr Regiment angetreten.

Wenn ein Zug um 07.11 Uhr gehen soll, geht er um 07.11 Uhr. Verspätung hat er nur, weil ihn etwas aufgehalten hat.

Aber dieses Etwas ist nie ein Fahrgast. Auf Passagiere wird nicht gewartet. Der Zug wartet auch nicht, bis hinter einem Hügel die Sonne aufgeht, er fährt. Der Job ist von diesem Zug abhängig. Die Fabrik ist von der Pünktlichkeit abhängig. Irgendwann haben sich daraus die Logistiksysteme entwickelt, wie wir sie heute kennen.

Der Körper mag noch eine halbe Stunde Schlaf brauchen, er bekommt sie nicht. Selbst mit der gleitenden Arbeitszeit hat sich daran nichts geändert. Womöglich ist man am Morgen noch früher am Schreibtisch, damit man am Nachmittag auch früher wieder gehen kann. Der Mensch hat keine Zeit mehr, auf seine Natur zu hören.

Beim Fasten wird allerdings unser Körper lauter, denn wenn das Fasten viel zu lange dauert, kann die Lage sehr gefährlich werden. Für diese Stimme des Körpers gibt es noch keine wissenschaftlichen Beweise, aber fast jeder, der einmal Fasten ausprobiert hat, berichtet von einem bewussteren Umgang mit seinem Körper. Das ist nachvollziehbar, weil Nahrung für unseren Körper ein geringer, aber immer noch bedeutender Stressfaktor ist. Da hat der Körper keine Energie mehr, mit uns noch alles in Ruhe zu kommunizieren. Das Geheimnis, wie man den Körper wieder zu Wort kommen lässt, sind die Pausen. Wir müssen ihm Zeit lassen, sich zu erholen und uns anzusprechen.

Wer sich mit Yoga beschäftigt, weiß, dass man danach plötzlich Lust auf Obst hat. Und nicht auf irgendeines, sondern explizit auf beispielsweise einen Apfel oder eine Birne. Der Gusto ist der Einkaufszettel des Körpers. Wenn er noch nie eine Mango bekommen hat, kann er darauf keinen Gusto haben. Sie steht einfach noch nicht auf seinem Zettel. Kauft man ihm eine Mango zum Kosten, lernt er, wofür er sie brauchen kann, und vielleicht sagt er nächstes Mal dem Gusto: Du bitte, ich brauche Vitamin C, aber das von der Mango, weil ich auch Lust auf Vitamin A und Kalium habe, also schreib sie mit drauf.

Fasten weckt im Körper auch allerhand Fähigkeiten.

Zum Beispiel können wir besser riechen. Erst vor kurzem gab es eine Studie, die wieder einmal die in der Forschung lange vertretene Meinung angesprochen hat, dass der Mensch einen schlechten Geruchssinn habe. Das stimmt nicht. Wir sind nur nicht so dringend auf ihn angewiesen. Das menschliche Gehirn ist allerdings in der Lage zu lernen, und zwar so gut, dass wir uns hoch entwickelte Hilfsmittel geschaffen haben, die anderen Säugetieren fehlen, wie unsere Sprache, um nur eines herauszunehmen.

Wir riechen also nicht ungenügend. Wir brauchen nur einfach keinen Geruchssinn wie ein Hund, der ohne ihn nicht auskommen würde. Ohne weiteres können wir Zigtausende Geruchsmoleküle erkennen. Der beste Suchhund ist nicht fähig, einen guten von einem schlechten Wein zu unterscheiden. Der Mensch schon. Er nimmt einfach andere Moleküle wahr. Wenn ich faste, kann ich das Parfum meiner Freundin von zehn Metern riechen.

Die Augen funktionieren besser. Man sieht nicht nur von innen klarer, man hat auch einen schärferen Blick nach außen. Möglicherweise bekommt auch die Kreativität einen

Schub. Menschen, die eine Woche lang fasten, bestätigen das. Ob auch das Intervall-Fasten kreativer macht, ist nicht belegt. Man wird allerdings produktiver, effizienter, kann sich lange konzentrieren und braucht nur kurze Pausen.

Wenn die Nahrung von außen wegfällt und dem Organismus der Zucker fehlt, den er üblicherweise zu Energie umwandelt, baut unser Körper als alternative Energiequelle Fett ab. Dabei entstehen die Ketonkörper. Und man weiß, dass die Ketonkörper-Produktion das Gehirn anregen kann.

Weil uns das Fasten noch so tief in den Eingeweiden sitzt, holt es auch die uralten Instinkte wieder hoch. Zum Beispiel den Jagdinstinkt. Der Vergleich mag in dem Zusammenhang seltsam erscheinen, aber da funktionieren wir genauso wie ein Bakterium im Zuckertropfen.

Wenn man das Bakterium in einen Tropfen Wasser hineingibt, in dem viel Zucker herumschwimmt, fühlt es sich wohl. Die Energie kommt von außen, das Leben ist bequem. Beim Fasten ist kein Zucker im Wassertropfen. Die Zelle findet kein entsprechendes Molekül, das bequeme Leben ist vorüber. Die Zelle muss sich Nahrung suchen. Dazu muss sie sich bewegen. Am Fleck zu bleiben, hat keinen Sinn, der Zucker kommt nicht in den Mund geflogen. Die Jagd beginnt. Beim Menschen ist es nicht anders. Uns treibt der Jagdinstinkt bloß noch in den nächsten Supermarkt, in ein Restaurant, zu Freunden oder wo immer sich sonst noch Essen finden lässt. Auch wenn wir uns bei der Essensbeschaffung nicht mehr verausgaben, ein Jagdinstinkt ist es trotzdem noch. Auch wenn ihn jede gelieferte Pizza ein wenig mehr unter ihrem Teig begräbt.

Wenn wir fasten, bleibt uns der gesamte Bewegungsdrang übrig. Der Instinkt sagt: Du brauchst Essen, geh raus und such welches, beweg dich. Und wir bewegen uns. Möglichst nicht in Richtung Lieblingsrestaurant oder Supermarkt, wo die Gefahr besteht, tatsächlich etwas Essbares zu finden. In den meisten Fällen legt man weitere Strecken zurück als an den Esstagen. Ich zum Beispiel brauche das schon richtig, um wieder im Fluss zu sein.

Im Zuge unserer Studie werden wir immer wieder auf Leistungssportler aufmerksam, die die eine oder andere Art von Fasten auf dem Trainingsplan haben. Skifahrer. Tennisspieler. Marathonläufer. Gerade im Ausdauersport ist das mittlerweile sehr verbreitet. Fasten und Leistungssport schließen einander also nicht aus.

Fasten macht hungrig, aber nicht weniger belastbar.

Dass es für Sprints nicht viel bringt, geht einmal mehr auf unsere einstigen Vorfahren zurück. Der Mensch ist kein Gepard, seine Stärke ist die Ausdauer. Der Mensch konnte sich in der Natur überhaupt nur deshalb etablieren, weil er Tiere zu Tode jagen konnte. Er hetzte ein Reh, bis es vor Müdigkeit zusammenbrach.

Das war unsere Jagdtechnik in der Steinzeit. In der alten Geschichte über den Hasen und die Schildkröte war der Mensch immer die Schildkröte. Wir waren nicht die Schnellsten, aber hartnäckig.

Viele Trainer entwickeln eigene Ernährungsregime für ihre Sportler. Die größten Fastenjünger im Sport sind eindeutig die Bodybuilder und Wrestler.

In meinen Anfängen als Wissenschaftler sollte ich einmal vor Studenten einen Vortrag über das Fasten halten und zermarterte mir den Kopf, wie ich in das Thema hineinkomme. Dass meine Oma gefastet hat, ist eine persönliche Geschichte. Aber mit Studenten über seine Oma zu reden, macht einen nicht beliebt. Ich war immer eher der Bad Boy, da konnte ich nicht mit meiner Oma kommen. Also habe ich nachgeschaut, wer sonst noch gefastet hat, und stieß auf den Dalai Lama. Der war wieder zu esoterisch. Was haben der Dalai Lama und meine Oma gemeinsam? Fasten. Da wären wahrscheinlich schon die Ersten gegangen.

Doch dann habe ich Hugh Jackman gefunden. Wolverine hat gefastet. Damit hatte ich meinen Einstieg. Was haben Wolverine, der Dalai Lama und meine Oma gemeinsam? Fasten.

»Game of Thrones«-Star Jason Momoa ist übrigens auch einer, der regelmäßig fastet. Genauso wie der Schauspieler und Wrestler Dwayne Johnson, noch besser bekannt als The Rock. Er fastet nicht nur, er meditiert auch jeden Tag. Beide sind keine schmalbrüstigen Dünnlinge. Mit Muskelbergen bringt man Fasten normalerweise nicht in Verbindung.

Wenn man will, kann man also fasten und ausschauen wie The Rock. Oder man kann fasten und ausschauen wie Drew Barrymore, Anne Hathaway, Gwyneth Paltrow oder Jennifer Garner. Wenn man den Klatschberichten aus Hollywood glauben kann, leben sie nach Mosleys Fünf-plus-zwei-Methode und erhalten sich damit ihre Film-Figur.

Den Zusammenhang zwischen Fasten und Gewichtskontrolle haben Wissenschaftler aus Japan und den USA in einem Mäuse-Experiment gezeigt. Eine Gruppe der Tiere hat man permanent mit einer fettreichen Diät gefüttert. Sie durften Tag und Nacht so viel fressen, wie sie wollten, und das taten sie auch.

Diese Mäuse wurden nicht nur dick, sondern auch krank. Sie bekamen eine Fettleber und hatten entsetzliche Leberwerte.

Die andere Mäusegruppe hat exakt genauso viele, genauso fette Kalorien bekommen. Der Unterschied bestand darin, dass sie sie ausschließlich in der Nacht, also nur innerhalb von zwölf Stunden am Tag vorgesetzt bekamen. Das heißt: Tagsüber fraßen sie nichts, nachts dafür alles auf einmal und damit doppelt so viel wie die erste Gruppe.

Diese Mäuse blieben nicht nur schlank, sondern auch gesund. Sie hatten keine Fettleber und sehr anständige Leberwerte.

Leute, die etwas zu viel auf den Knochen habe, werden da immer sehr hellhörig.

»Ja?«, fragen sie erwartungsvoll.

»Nein«, sage ich entschieden.

Das Mäuse-Experiment bedeutet nämlich nicht, dass jeder, der abnehmen will, ab jetzt genauso viel essen darf, wie er sich sonst untertags einverleibt hätte, und dabei nach und nach verschlankt, sofern er es nur in der Nacht verdrückt. So darf man das Experiment nicht auffassen. Es geht vorwiegend darum, nicht in einem durch zu futtern, sondern dem Körper zwischendurch Pausen zu gönnen. Eine Maus hat einen schnelleren Stoffwechsel als der

Mensch und nimmt die Zeit anders wahr. Deshalb soll der Mensch mindestens 20 bis 36 Stunden regelmäßig fasten, um ähnliche Effekte zu erzielen.

Die Aussichten, mit Intervall-Fasten abzunehmen, stehen trotzdem nicht schlecht, und das aus drei Gründen.

Das eine ist die Milchmädchenrechnung, dass einem einfach ein Tag zum Essen fehlt und man damit insgesamt doch weniger Kalorien zu sich nimmt als vorher.

Zweitens führt diese Methode dazu, dass man sich die ungesunde Ernährung, die einen zunehmen ließ, abgewöhnt.

Drittens schmilzt beim Fasten das viszerale Fett, also das am und im Bauch, das oft für Herz-Kreislauf-Krankheiten, Schlaganfälle und Diabetes Typ zwei verantwortlich ist.

Normalgewichtige verlieren beim Fasten meistens kaum Gewicht. Sie werden nur gesünder.

Für die Wissenschaft fällt das Abnehmen ohnehin unter Nebeneffekte. Unseren Ahnen wäre es jedenfalls nie eingefallen, das Essen zu lassen, damit sie ein paar Kilos verlieren. Sie würden dem Schönheitswahn in unserer Gesellschaft ziemlich verständnislos zusehen. Man kann es auch übertreiben.

Hin und wieder kommt auch die Frage: Kann man eigentlich zu viel fasten?

Der Grund, warum man überhaupt fastet, ist ein Zuviel. Zu viel von etwas ist nie gut. Zu viel bedeutet aber nicht, dass man irgendwann so wenig isst, dass man vom Fleisch fällt.

Wenn der Körper zu viel fastet und zu viele Ketonkörper herstellt, wird das Blut leicht übersäuert. Das überlastet auf die Dauer unsere Nieren. Zusätzlich werden gewisse fettlösliche, schädliche Substanzen, die sich im Laufe der Zeit einfach im Fett ansammeln, auf einmal heimatlos. Das Fett, in dem sie eingelagert waren, ist nicht mehr da. Die freigelassenen Übeltäter finden sich somit in höherer Konzentration in der Blutbahn. Fettlösliche Gifte können Schaden anrichten. Wenn man sie langsam aus dem Fett herauslöst, können sie keinen echten Schaden verursachen, weil Nieren und Leber diese Stoffe entgiften und entsorgen. Wenn aber diese Freisetzung zu schnell passiert, werden diese zwei Organe überlastet. Abgesehen davon können diese Gifte dem übrigen Körper auch direkt Schaden antun.

Man kann es also übertreiben, das Fasten. Aber leicht ist es nicht. Dagegen gibt es viele positive Effekte des Fastens, die auf der Hand liegen. Der bedeutendste davon ist das Einschalten der Autophagie.

GESTATTEN: AUTOPHAGIE

Der Mensch besteht aus 100.000.000.000.000 Zellen. Kaum vorstellbar. 100 Billionen Zellen. Das sind wir. Ein gigantischer Zellhaufen. Aus diesen 100.000.000.000.000 Zellen besteht jedes Ich. Und jede einzelne davon hat ihre Aufgabe. Sie alle arbeiten in uns. Sie machen Müll dabei. Sie räumen ihn wieder auf und wandeln ihn in etwas Neues um. In Energie oder Bausteine für neue Zellteile, die eine Zelle gerade benötigt.

Diese Zellreinigung nennt man Autophagie, genau gesagt Autophagozytose.

Es ist ein astreines Recycling, das da in unserem Körper abläuft. Moleküle, die nicht mehr gebraucht werden, werden abgebaut, um daraus Energie herzustellen. Die Zellen regenerieren sich, kommen wieder zu Kräften. Wir haben eine automatische Erneuerungswerkstatt in uns. Eine großangelegte Anti-Aging-Anlage, die immer dann anspringt, wenn keine Energie durch Nahrung von außen geliefert wird. Eben gerade beim Fasten.

Ich habe mir schon lange abgewöhnt, meinem Hunger zu grollen. Ich freue mich, wenn ich ihn spüre und begrüße ihn wie meinen besten Kumpel. Denn wenn er sich meldet, weiß ich, dass bald die Autophagie angeworfen wird. Dass versucht wird, alles, was nicht gebraucht wird und möglicherweise Schäden im Alter bewirken kann, im Zaum zu halten. Dass jede Zelle in meinem Körper daran arbeitet, mir ein bisschen mehr Lebenszeit herauszuschinden.

Um es ein bisschen bunter zu schildern: Nehmen wir an, zwei Freunde haben ein herrliches Schloss gebaut. Aus Legosteinen. Es ist verdammt gut gelungen. Sie spielen gern damit, und obwohl sie sehr behutsam damit umgehen, geht doch manchmal das eine oder andere Steinchen kaputt oder nützt sich einfach ab. Wenn man das anstehen lässt, ist das Schloss irgendwann eine Ruine. Also schauen sich die beiden die Schäden genau an.

Welche Teile haben gelitten?
Welche sind nicht mehr zu retten?
Welche müssen wir wegschmeißen?
Welche kann man noch brauchen?

Sie sortieren die Legosteine aus. Die roten hier, die blauen da, die flachen dort, die runden hier drüben und so weiter. Dann schauen sie sich den Haufen Steine an. Am Schloss haben sie nicht mehr viel hergemacht. Aber jetzt, wo sie so ausgemistet daliegen: ganz unnötig sind die nicht.

Aus denen lässt sich noch etwas machen. Und dann schiebt der eine dem anderen die Bausteine hin und sagt: »Mach wieder was draus.« Der andere nimmt die Legosteine, die roten, die blauen, die flachen, die runden und so weiter, schmeißt ein paar grüne und dreieckige weg, und beginnt zu bauen. Vielleicht ein anderes herrliches Schloss. Vielleicht einen Schönheitssalon. Eine Raketenabschussbasis. Eine Tankstelle.

Aus der Sicht des Biochemikers ist die Sache einen Hauch diffiziler. Legen wir wieder einmal eine Zelle in einen Wassertropfen, in dem viel Zucker herumschwimmt. Die Zelle hat, was sie braucht. Es kommt genügend Energie von außen herein, sie braucht sich nicht um alternative Kraftquellen zu kümmern.

Sie denkt nicht an Autophagie.

Sie macht es wie immer, wenn keine Hungersnot herrscht oder gerade nicht gefastet wird. Sie arbeitet wie eine winzige Fabrik, in der genug Rohstoff in der Lagerhalle liegt. Sie verarbeitet ihn. Spaltet die Zuckermoleküle in Kohlenstoffdioxid und Wassermoleküle auf. Diese Verbrennung setzt Energie frei. Wenn das in einem Reagenzglas stattfindet, kann man fühlen, dass das Glas warm wird. Energie wird immer von einer Form in die andere umgewandelt, das ist eines der physikalischen Gesetze, in diesem Fall in thermische Energie.

Früher oder später ist der Zucker aufgebraucht. Kein Rohstoff mehr da. In diesem Moment beginnt die Fastenperiode in unserer Zelle. Die winzige Fabrik steht. Das kann sie sich aber nicht leisten. Entweder sie findet umgehend einen neuen Zuckerlieferanten oder sie muss sich anderweitig umschauen. Energie braucht sie, so oder so. Sie muss ihr Produkt herstellen können. Energie aus Zuckermolekülen, das ist ihr Auftrag. Bloß woraus?

Da fällt jemandem der Müll ein, der angefallen ist, während noch genügend Rohstoff da war und auf Hochdruck produziert wurde. Es ist Schrott, das schon. Nobel könnte man sagen, es sind Nebenprodukte, die sich bei jedem Herstellungsprozess nun einmal ansammeln. In Wahrheit sind es Schadstoffe, Ablagerungen, einfach Dreck. In der Routine der Schichtarbeit war keine Zeit, sich damit zu beschäftigen. Der Müll ist liegengeblieben.

An sich ist das brandgefährlich. Wenn lange keine Lieferschwierigkeiten für den Rohstoff bestehen und deshalb niemand Zeit hat, das Zeug zu entsorgen, entzündet sich der Dreckhaufen früher oder später und dann gibt's Feueralarm. Einstweilen ist zum Glück noch nichts Schlimmes passiert. Nur der Müll liegt herum wie gehabt. Und mit einem Mal ist das wunderbar. Denn jetzt kann die Zelle den Müll brauchen.

Unsere Zelle, die winzige Fabrik, besteht aus verschiedenen Abteilungen. Räume, die klar voneinander getrennt sind, damit sich gewisse Stoffwechselvorgänge nicht gegenseitig beeinflussen. Ist ja nicht immer dasselbe, was dort gerade abläuft. Mal braucht eine Abteilung eine Säure, die andere eine Base, mal will sie nichts mehr machen. Unsere Zelle hat ein dynamisches Leben.

Die Räume sind durch Türen miteinander verbunden, die je nach Bedarf abgeriegelt oder aufgemacht werden. Ist ein Stoffwechselaustausch nötig, gehen sie auf. Das System ist klar gesteuert und wird streng kontrolliert, es ist organisatorisch höchst ausgeklügelt.

Kommt über zu lange Zeit Energie von außen herein, arbeitet die winzige Fabrik zwar immer mit einer vollen Lagerhalle, aber so optimal ist das gar nicht. Denn dann kommt auch mehr Müll zusammen. Irgendwann ist kein Platz mehr, die Zelle erstickt fast im Dreck. Die Fertigung der bestellten Produkte wird behindert.

Wir kennen das ja auch von zu Hause. Alles, was wir gerade nicht brauchen, kommt in einen Abstellraum, wo irgendwann die Tür nicht mehr zugeht. Oder wir uns nicht mehr trauen, sie aufzumachen. Ein Frühjahrsputz muss her. So ist es auch in der winzigen Fabrik. Bevor man dort im Abfall untergeht, muss man ausmisten. Allerdings nicht nur einmal im Jahr. Am reibungslosesten geht die Arbeit voran, wenn immer wieder ausgemistet wird. Weggeschmissen, was kaputt ist. Abtransportiert, woraus noch was werden kann.

Die molekularen Maschinen in der Zelle können mit dem Schrott ausgebessert und wieder auf Vordermann gebracht werden. Die Eiweiße zum Beispiel, die den Stoffwechsel regulieren, werden gern kaputt. Macht nichts, sie können ja teilweise repariert werden. Wenn nicht sind sie es, die durch Autophagie zerlegt und als Ersatzteile für andere Maschinen verwendet werden. Manche werden ganz abgebaut und zu Energie umgewandelt.

Die Autophagie ist der Schrottmeister in unseren Zellen. Sie organisiert, dass Müll abgebaut, vor allem aber, dass aus ihm etwas aufgebaut wird.

Dazu muss der Müll aber erst einmal zu anständigem Baumaterial verarbeitet werden. Entgiftet. Gereinigt. Geputzt. Gehäckselt. Zerhackt. Das neue Baumaterial ist von einfachster Struktur. Es ist, als würde man Ziegel zu Sand zerreiben. Diese Miniatur-Moleküle werden noch einmal sortiert. Erst dann kann die Zelle wieder etwas damit anfangen. Der unbrauchbare Schrott ist in der Zwischenzeit gefressen worden. Das recycelte Material wird wieder in den Produktionsablauf der winzigen Fabrik eingeschleust. Als neuer Grundstoff. Piekfeine Ware.

Die Autophagie verhindert, dass das Werk vorzeitig eine alte Hütte wird. Für uns heißt das: Die Autophagie hält unsere Zellen jung und damit die vorzeitige Alterung auf.

Wenn wir sie nur lassen.

Die Steinzeitmenschen waren Meister der Autophagie. In den Fastenperioden zwischen zwei Wildschweinen hatten sie jede Menge Zeit, ihre Arbeit zu erledigen. Der Zellmüll, der sich in unseren Vorfahren angesammelt hat, war kaum der Rede wert. Erst vor 150 Jahren wurde es bedenklich.

Anfang des 20. Jahrhunderts begannen uns die Tauben in den Mund zu fliegen. Es gab nicht mehr nur für die Oberschicht Essen ohne Ende. Abgesehen von den beiden Weltkriegen waren die Tische noch nie so reich gedeckt. Hie und da lebten die Menschen noch nach den religiösen Fasttagen wie meine Familie in Kroatien. Ab und an verordneten die Ärzte Essenspausen, die noch nicht als probates Mittel gegen allerhand Leiden vergessen waren.

Aber seit die Technologie neue Götter geschaffen und die Pharmaindustrie neue Arzneien gefunden hat, schieben wir uns Nahrung nach Kräften hinein. Wir stopfen uns voll, bis unsere Zellen vor Müll aus allen Nähten platzen. Ein moderner Mensch treibt sehr wenig Autophagie, weil er immer Nahrung hat.

Bis ins Letzte ist es noch nicht bewiesen, dass die Autophagie unser innerer Jungbrunnen ist. Die Beobachtungen an Menschen laufen noch, rein wissenschaftlich darf man bis jetzt nur an die Wahrscheinlichkeit glauben. Aber nach allem, was wir wissen, stehen die Chancen so gut, dass sie an Sicherheit grenzen.

Bis 2016 hatte die Autophagie bloß in der Wissenschaft ihre Bedeutung. Dann bekam der Zellbiologe Yoshinori Ohsumi vom Tokyo Institute of Technology den Nobelpreis für Physiologie oder Medizin für seine Erkenntnisse im Bereich der Autophagie. Er hat in den 1990ern an der Hefe erklärt, wie sie funktioniert. Welche Gene involviert sind. Welche Anleitungen aus unserem Buch des Lebens notwendig sind, um Autophagie zu betreiben. Und wie man sie ausschalten kann. Für unsere Forschung war das ausschlaggebend, aber bis vor wenigen Jahren gab es außer einer Handvoll Wissenschaftler niemanden, der sich für dieses Thema interessierte.

Die Geschichte der großen Wissenschaft ist immer gleich. So ging es auch Otto Warburg, Nobelpreisträger für Physiologie oder Medizin im Jahr 1931. Er hat den Preis für die Entdeckung der Natur und der Funktion des Atmungsferments bekommen.

1935 hat Warburg den Stoffwechsel in den Krebszellen erforscht und gezeigt, dass Zucker für das Überleben von Krebs essentiell ist. Seine Entdeckung verschwand von der Bildfläche, als in den 1950ern die molekulare Struktur der DNA entdeckt wurde. Jeder war überzeugt, Gene seien alles.

Warburg hat dagegengehalten. Nein, hat er gesagt, Stoffwechsel sei auch wichtig, vor allem bei Krebs.

Bis zur Jahrtausendwende war die Genetik das Höchste. Die Gene im menschlichen Körper wurden entschlüsselt. Der amerikanische Biochemiker Craig Venter hat das gesamte menschliche Genom sequenziert, also alle Gene im menschlichen Körper notiert. Ein Milliardenprojekt. Man war überzeugt, dass sich alle Krankheiten damit heilen lassen würden.

Heute sind wir klüger und auch wieder nicht. Obwohl die DNA entschlüsselt wurde, die Gene gemessen werden können, haben wir wenig Ahnung, was der Sinn des Ganzen ist. Denn es ist nicht nur die Reihenfolge der Gene in der DNA, die zählt. Gene sind nur Buchstaben. Einen gewissen Abschnitt davon kann unsere Zelle lesen. Andere Abschnitte bleiben für die Zelle nicht zugänglich. Erst wenn das richtige Signal da ist, kann die Zelle neue Gene lesen und neue Funktionen übernehmen.

Trotzdem sind wir durch diese Entdeckungen weiter gekommen, als wir erwartet haben. Die Wissenschaft hat begriffen, dass es noch etwas anderes geben muss als die Genetik. Wir gingen zurück zum Stoffwechsel. Dem, was wir schon in den 1930ern mit der chemischen Analytik messen konnten, rücken wir mit neuer Technologie zu Leibe. Retro ist in, auch in der Forschung.

Man hat sich auch wieder an den sogenannten Warburg-Effekt erinnert. Das war ursprünglich der Grund, warum ich zu Professor Madeo gegangen bin. Wir hatten damals nach dem Warburg-Modell Krebs in der Hefe untersucht. Das Projekt ist nicht gelungen, aber in der Wissenschaft bringt einen ja auch das Scheitern weiter.

Heute wissen wir, dass Autophagie überall vorhanden ist, und sie Einfluss auf die Lebensdauer hat. Das zeigen viele Versuche. Egal in welchem Organismus man die Autophagie einschaltet, werden die Organismen deutlich älter. Egal, ob man Hefe, Würmer, Fliegen oder Mäuse nimmt. Vor zwei Jahren hat man in den USA herausgefunden, dass es auch bei Affen funktioniert. Sogar Pflanzen beherrschen die Zellreinigung. Jede Zelle kann das.

Was wir noch nicht wissen, ist, wann die Autophagie einsetzt. Der zelluläre Stoffwechsel ist wie ein Spinnennetz. Das Zellrecycling ist von so vielen Mechanismen abhängig, dass man diese Frage wissenschaftlich noch nicht restlos klären konnte. Einmal davon abgesehen, dass unsere Zellen je nach Aufgabe auch ganz unterschiedlich reagieren.

Außerdem kommt es noch auf den Blickwinkel an. Was will ich mit der Autophagie bezwecken?

Gewichtsreduktion? Dann reden wir von Fettabbau. Dabei spielt Autophagie nicht unbedingt so eine große Rolle, wie man glauben möchte, weil es dabei mehr um Fettstoffwechsel geht als um den Abbau von Zellschrott. Diese zwei Prozesse können parallel ablaufen, aber biochemisch gesehen sind das eindeutig zwei Paar Schuhe.

Will ich meine Leistung steigern, eine bestimmte Erkrankung verlangsamen? Es sind sehr grundlegende Dinge, die man mit der Autophagie verändert. Es sind ganze Systeme, die darauf reagieren. Man kann nicht alles auf einmal erledigen.

Wenn ich gefragt werde, wie lange jemand fasten muss, um einen Effekt zu erzielen, kann ich nur mit Gegenfragen antworten:

Wie lange brauchst du, dein Haus aufzuräumen?

Oder hast du eine Wohnung?

Wie viel Schrott hat sich schon angesammelt?

Wie oft machst du Ordnung?

Einmal in der Woche?

Dann brauchst du nur ein paar Stunden dazu.

Einmal im Jahr?

Dann kommst du an einem Wochenende nicht durch.

Genauso ist es mit der Autophagie.

Wenn du noch nie geputzt hast, weißt du nicht einmal, wo du anfangen sollst.

Unsere Hypothese ist: Besser eher kürzer, aber wiederholt fasten.

Es ist wie beim Sport. Wenn ich einmal in der Woche trainiere, sind das übers Jahr 52 Einheiten. Wenn ich 52 Tage hintereinander trainiere, sind das fast zwei Monate. Trotzdem wird der Effekt auf die Gesundheit eher lasch sein. Nach zehn Monaten ohne Training, nämlich am Jahresende, bin ich nämlich wieder dort, wo ich angefangen habe.

Das intermittierende Fasten, egal in welcher Variante, ist eine aktive Krebs-Prävention. Wir haben ein Früherkennungssystem im eigenen Körper. Unser Immunsystem profitiert von Autophagie. Dafür fastet man gern jeden zweiten Tag.

Täglich entstehen in unserem Körper Tumorzellen. Sie sind nicht a priori Krebszellen, ein Tumor kann auch gutartig sein. Aber sie können zu Krebszellen werden. Fasten stärkt die Immunabwehr so, dass sie in der Lage ist, Tumorzellen zu erkennen, bevor sie zu bösartigen Krebszellen werden.

Der Körper ist also fähig, Krebs zu erkennen und zu bekämpfen. Das ist weithin noch völlig unbekannt. Das war verblüffend, sogar für mich. Der Effekt ist an Mäusen nachgewiesen worden und extrem stark.

Das Experiment bestand darin, dass man den Mäusen Tumorzellen eingespritzt, sozusagen Krebs injiziert hat. Daraufhin haben die Mäuse zwölf Tage alternierend gefastet, also sechs Zyklen, einmal essen, einmal nicht essen. Ab da hat man sie 140 Tage lang beobachtet. Natürlich gab es auch eine Kontrollgruppe, die die Fastenzyklen nicht durchgemacht hat. Man wollte wissen, wie schnell sich die Tumorzellen etablieren, wie groß der Tumor wird und wie hoch die Sterblichkeitsrate ist. Die Kontrollmäuse starben alle innerhalb von 60 Tagen. Dagegen lebten 80 Prozent der fastenden Mäuse bis zum Ende des Experiments, also bis zum 140. Tag. Auch wenn dieser Eingriff nur bei bestimmten Krebsarten funktioniert hat, ist diese Entdeckung ein riesiger Durchbruch.

Wohlgemerkt mussten sich die Krebszellen im Körper dieser Mäuse zuerst etablieren. Das bedeutet, dass wir von einer aktiven Prävention und keiner Behandlung reden.

Es ist etwas ganz anderes, wenn jemand schon Krebs hat. Dann ist es nicht mehr Früherkennung und Abwehr durch das Immunsystem. Dann geht es tatsächlich darum, den Krebs zu bekämpfen. Beginnt man erst dann zu fasten, kann das ausgesprochen böse enden.

Autophagie ist nicht immer gut.

Übertreibt man es mit dem Fasten, wird der Körper sozusagen zu Tode autophagiert. Die Zellen werden ausgeräumt und gehäckselt, bis nichts mehr da ist. Da wird gefressen, was zu fressen ist. Das trifft nicht mehr nur die schlechten Zellen, das trifft alle. Weil der Körper die Energie braucht, um Herz- und Hirnfunktion aufrechtzuerhalten.

Diese beiden Organe werden versorgt, alles andere wird quasi stillgelegt. Das Prinzip ist von Eisbädern bekannt. Als Erstes werden jene Körperteile nicht mehr versorgt, die am weitesten vom Herzen entfernt sind, also Fingerkuppen und Zehen. Dort beginnt es und geht weiter mit allem, was zum Überleben nicht essenziell ist. Die Organe bekommen nicht mehr genug Sauerstoff und Blut, nicht einmal die Nieren sind so wichtig, wie man glaubt. Der Körper ist auf Herz und Hirn ausgerichtet. Ohne die beiden geht nichts.

Das spielt natürlich auch beim Fasten eine Rolle. Hat der Körper keine Energiequellen durch Nahrung zur Verfügung, müssen Fettreserven mobilisiert werden. Diese Reserven werden zur Leber transportiert, in Ketonkörper umgewandelt und im ganzen Körper zur Energiegewinnung verwendet. Diese metabolische Umstellung ist eines der Dinge, die das Fasten so gesund machen. Bis zu einem gewissen Grad.

Wenn man zu lange hungert, werden die Ketonkörper zum Problem. So sehr sie dem Gehirn auf die Sprünge helfen, so sehr sie im Sport zu mehr Leistung aufputschen, so viel Schaden können sie anrichten. Die Übersäuerung im Blut macht den Nieren zu schaffen.

Es entsteht eine Kettenreaktion. Je länger man fastet, desto mehr Ketonkörper werden produziert, um den ganzen Körper mit Energie zu versorgen. Dagegen ist die Autophagie ja nur die lokale Versorgung mit Energie, die in der Zelle passiert. Wenn die Ketonkörper überhandnehmen, läuft etwas gröber aus dem Ruder. Dann ist die systemische Versorgung mit Energie gestört. Zu viel Autophagie heißt im Endeffekt: zelluläre Selbstzerstörung. Zu viele Ketonkörper im Blut bedeuten im Endeffekt: Das ganze System ist überfordert.

Krebs im späten Stadium holt sich die Autophagie sogar als Komplizin. Er schaltet das Zellrecycling ein, um sich selbst mehr Energie zu verschaffen. Von der Krebszelle aus gesehen ein mörderisch guter Plan. Sie braucht immens viel Nahrung, um das zu tun, was ihr einziger Lebenszweck ist: weiterzuwachsen. Eine Krebszelle ist eine entartete Körperzelle. Sie denkt egoistisch, nicht altruistisch. Sie ist Anti-Natur.

Schauen wir kurz zurück auf Professor Frank Madeos programmierten Zelltod. Altruistische Zellen beschließen zu sterben, wenn das richtige Signal dafür aus der Umgebung oder sogar aus dem Inneren der Zelle vorhanden ist. Die Zelle ist fähig zu sagen: Jetzt ist Schluss, jetzt sterbe ich, damit der ganze Körper leben kann. Ihre Tochterzellen tragen dasselbe genetische Material wie sie. Gleich einer Familie werden die Gene am Ende des Tages trotzdem überleben.

Eine egoistische Zelle hält sich für wichtiger als alle anderen. Ihr ist egal, wie es um den Körper steht. Die Hauptsache ist, dass es ihr gut geht und sie wächst. Krebszellen sind sehr egoistische Zellen. Sie sind die Terroristen in der Zellgemeinschaft unseres Körpers.

Durch ihr ungeheures Wachstum kann die Krebszelle nicht mehr über die normale Physiologie mit genügend Bausteinen versorgt werden. Vor allem nicht im späten Stadium. Ihre Gefräßigkeit macht sie so erfinderisch wie intrigant. Ihr Lieben, flötet sie den anderen Zellen zu, die dieses Gewebe umgeben, ich brauche eure Hilfe, schaltet doch bitte die Autophagie ein.

Ahnungslos springen die altruistischen Zellen ein. Die Zellräumung beginnt. Und in ganz kurzer Zeit magert der Krebspatient rasant ab und verliert extrem an Muskelmasse. Im Fachjargon heißt das Kachexie.

Unterm Mikroskop lässt sich das sehr genau beobachten. Um die Krebszelle herum ist die Autophagie aktiviert und arbeitet wie wild. In der Krebszelle tut sich nichts. Sie baut sich selbst ja nicht ab. Sie trommelt nur ihre Hilferufe an die anderen Zellen hinaus, und die gehorchen, weil sie in ihrem Altruismus nicht glauben, dass das ein gefährliches Signal ist. Interessant, dass sie nicht checken, dass es von einer kranken Zelle kommt.

So fundiert wir darüber reden können, so hypothetisch bleibt die Sache. Autophagie einschalten, Autophagie ausschalten, und da sind sie schon, die Effekte. So funktioniert Wissenschaft leider nicht. Gewissheit konnte noch niemand schaffen. Die Prozesse sind kompliziert. Die Mikroumgebung, in der wir forschen, betrifft nicht einmal ein ganzes Organ, sondern nur ein kleines Stück Gewebe.

Ich kann also nicht genug davor warnen: Fasten kann den bereits fortgeschrittenen Krebs auch unterstützen. Fasten und Autophagie im Frühstadium helfen der Früherkennung. Im späten Stadium wird Autophagie von den Krebszellen selbst aktiviert, um sich satt zu fressen. Diese so schlaue Lösung für den Krebs ist letztlich auch sein Verderben. Die Zerstörung des Systems trifft auch ihn selbst. Wenn der Körper nicht mehr existiert, kann auch der Krebs nicht mehr existieren.

Hoffnung gibt die Wissenschaft auch hier. Es existieren schon Studien, wonach Autophagie, die zur richtigen Zeit aktiviert wird, die Nebeneffekte der Chemotherapie fast ausschalten kann. Haarausfall, Übelkeit, Schlafprobleme oder Kopfschmerzen werden zwar nicht komplett beseitigt. Aber viele Patienten haben durch spezielle Fastenkuren eklatant weniger Probleme nach der Chemotherapie.

Kommt wieder einmal die Frage, wie viele Stunden sie fasten sollen. Darauf habe ich derzeit noch keine gültige Antwort.

Reichen zehn Stunden? Müssen es sechzehn sein? Vierundzwanzig? Dreißig? Achtundvierzig?

Wann schaltet die Autophagie sich ein?

Wir können es deshalb nicht sagen, weil wir nicht wissen, wie wir das messen sollen. Den Mechanismus im Menschen zu bestimmen, ginge nur, wenn wir ihn zerschneiden.

Allerdings ist die Frage vielleicht bald hinfällig. Denn Fasten geht auch ohne Fasten. Das Zauberwort heißt Spermidin.

FASTEN OHNE FASTEN

Essen und trotzdem Autophagie treiben. Das muss man sich einmal vorstellen. Lassen wir den Film kurz ablaufen.

Wir sitzen vor einem Teller Pasta, rollen die Spaghetti mit der Gabel auf, schieben sie in den Mund und schmecken ganz Italien am Gaumen. Die Nudeln al dente. Die Sauce aus Tomaten, die wirklich nach Tomaten riechen. Das Ganze gewürzt wie in einer Osteria in der Toskana. Dazu ein Glas Rotwein. Danach eine Panna Cotta. Und vielleicht noch ein Caffè corretto.

Das würde niemand als Fasten bezeichnen.

Und doch glauben unsere Zellen, dass von außen nichts kommt. Man kann es ihnen vorgaukeln. Für sie ist es, als wäre kein Bissen Nahrung hereingekommen. Sie schalten die Autophagie ein. Diesmal nicht um Energie zu gewinnen, sondern um sich selbst aufzuräumen.

Ich bin sicher, da denkt der eine oder die andere gerade: Jetzt spinnt er, der Stekovic. Bis hierher war ja alles ganz plausibel. Aber das? Essen und fasten gleichzeitig, und der Körper kommt nicht dahinter. Mehr noch: Er schaltet in den Fastenmodus. Wahrscheinlich ist es überarbeitet, das Wissenschaftlergehirn.

So unglaublich es scheint, es ist möglich. Denn es gibt eine Substanz, die es uns erlaubt, so zu tun, als würden wir fasten, und das während wir essen. Sie hat neun Buchstaben, diese Substanz, und klingt ein bisschen unanständig: Es ist das Spermidin.

Spermidin ist ein natürlicher Stoff, der in der Natur so ziemlich überall vorhanden ist. Am konzentriertesten findet es sich in der Samenflüssigkeit, daher hat es auch seinen Namen. Spermidin hat so einige Qualitäten, eine davon bewirkt überall dasselbe. In einzelligen Organismen genauso wie in den menschlichen Zellen. Es knipst die Autophagie an.

Unter dem Mikroskop zeigt sich das kleine Naturschauspiel ganz genau.

Gibt man Spermidin auf eine Zelle, setzt sofort geschäftiges Treiben ein. Es bilden sich die unzähligen kleinen Müllsäcke, in denen der Schrott eingesammelt und in einer Art zellulärem Magen verdaut wird.

Denken wir kurz zurück an unser Bild von der Zelle als winzige Fabrik mit ihren verschiedenen Abteilungen und Räumen. Dieser zelluläre Magen ist der Abstellraum, in dem die Müllsäcke landen, um aussortiert und weiter verwendet zu werden.

Wir kennen den Prozess schon. Er setzt ein, wenn der Mensch eine Zeitlang fastet. Nur war das, was wir gerade beobachtet haben, nicht durchs Fasten angeregt. Sondern durch Spermidin. Das macht für die Zelle fast keinen Unterschied. Der Prozess läuft haargenau gleich ab. Nur die Umstände sind andere.

Essen, ohne dass die Zellen dreckig werden.

Fasten ohne Fasten.

Der nächste wissenschaftliche Schritt führt uns zur Fruchtfliege. Forscher lieben die Fruchtfliege. Ein sehr dankbares Versuchsobjekt. Auch in diesem Fall. Lässt man sie an Wasser nippen, das Spermidin enthält, belohnt sie uns mit der erwarteten Erkenntnis. Sie lebt länger.

Spermidin verlängert das Leben, weil es die Autophagie einschaltet.

In einer Studie aus Bruneck in Südtirol hat man sich über zwanzig Jahre hinweg die Bewohner eines Dorfes angeschaut und Daten über Ernährung, Krankheiten und Todesursachen gesammelt. Unter anderem hat sich gezeigt, was eine Zugabe von nur zweieinhalb Milligramm Spermidin am Tag ausmacht. Das Ergebnis konnte sich sehen lassen: Die Todeswahrscheinlichkeit durch Herzerkrankung war um mehr als 25 Prozent gesunken.

So erfreulich ein langes Leben ist, lang allein ist nicht das Ziel. Statt 80 beachtliche 95 zu werden, ist vor allem dann eine verlockende Aussicht, wenn man diese 15 Jahre noch aufrecht auf beiden Beinen verbringen kann, die einen überallhin bringen, ohne dass bei jedem Schritt die Hüfte quietscht, die Kniescheibe jault und die Lendenwirbel fluchen.

Es geht nicht um ein paar Jahre mehr Lebenszeit. Es geht um ein paar Jahre mehr gesunde Lebenszeit. Leidet ein Mensch, hat er Schmerzen, schleppt er sich unter der Last einer Krankheit nur noch dahin, ist das nicht unbedingt das Leben, das er noch länger ertragen will. Wir wollen nicht die Lebensspanne verlängern, sondern die Gesundheitsspanne. Mit Spermidin könnte das gelingen. Denn es wirkt nicht nur gegen Schäden, die sich im Alter kumulieren. Es scheint auch Erkrankungen zügeln zu können, die mit dem Alter in Zusammenhang stehen. Das haben Versuche an Mäusen gezeigt. Päppelt man sie mit Spermidin auf, leben sie länger und bleiben dabei gesund. Das Immunsystem erledigt seine Arbeit mit Bravour.

Bei einer Substanz, die einen Test nach dem anderen mit Grandezza besteht, wird die Forschung unersättlich. Sie verlangt immer mehr. Sie stellt immer knifflIgere Fragen. Sie erwartet immer den nächsten Durchbruch.

Also wollte sie wissen: Wenn Spermidin gegen Alterungsprozesse hilft, indem es den Schrott aufräumt, hilft es dann eventuell auch gegen Neurodegeneration?

Hält es womöglich auch das Gehirn jung?

Die Annahme ist nicht absurd. Der Protein-Schrott, den die Autophagie aufräumt, sammelt sich schließlich auch in den Gehirnzellen an. Und zusehends mehr davon im Alter.

Um es kurz zu machen: Spermidin hat auch diese Hürde genommen.

Um jetzt nicht den Irrtum aufkommen zu lassen, Spermidin sei die eierlegende Wollmilchsau unter den Natursubstanzen: Spermidin heilt nicht. Es ist keine Arznei. In Wahrheit hat es, je nachdem, wo es vorkommt, eine Menge Funktionen, und es ist auch nicht der einzige Naturstoff, der die Zellreinigung beeinflusst.

Im Hinblick auf die Verjüngung genügt uns diese eine Fähigkeit aber vollauf. Die Autophagie anzuknipsen ist die Meisterleistung, den Rest erledigt die zelluläre Müllabfuhr. Bislang war es nicht möglich, den Prozess des Zellrecyclings frei von Nebenwirkungen einzuleiten, ohne das Essen zu lassen.

Spermidin kann also die Alterung verlangsamen, Alterserscheinungen neutralisieren oder sie gar nicht erst aufkommen lassen.

Graf Dracula hätte wahrscheinlich Knoblauch gefressen für eine Phiole Spermidin, die es ihm ermöglicht hätte, niemandem mehr in den Hals beißen zu müssen. Elisabeth Báthory, der ungarischen Jungfern-Mörderin, hätte es vermutlich auch nichts ausgemacht, ohne ihre Blutbäder schön und alt zu werden. Kleopatra wäre vielleicht froh gewesen, nicht ständig in Stutenmilch planschen zu müssen. Hexen hätten sich nicht mehr damit aufhalten müssen, Spinnen die Beine auszureißen oder Frösche zu zermahlen. Gar nicht zu reden von der Alchemie.

Was hat der Mensch nicht alles probiert, um dem Sensenmann sein Werkzeug aus der Hand zu nehmen. Und auf einmal haben wir den Stoff, der den Tod zumindest eine Zeitlang austricksen kann. Praktischerweise haben wir ihn sogar in uns. Jeder von uns trägt seinen Jungbrunnen rund um die Uhr mit sich.

Was übrigens nicht das eigentliche Geheimnis war. Die jüngste Entdeckung in der Wissenschaft ist Spermidin nämlich nicht. Die Forschung kennt die Substanz seit den siebziger Jahren des vorigen Jahrhunderts. Sie wusste nur nicht, was sie kann.

Die profane Wahrheit ist, dass die Künste von Spermidin die längste Zeit niemand hatte entdecken können, weil dazu einfach die Möglichkeiten gefehlt haben. Im 18. und 19. Jahrhundert haben die Alchemisten ein bisschen vom roten Pulver und ein bisschen vom grünen Pulver ins Feuer geschmissen, dann war es blau. Damit waren die technischen Möglichkeiten ausgereizt.

Erst mit der modernen Analytik konnte man Stoffe identifizieren. Nach dem Zweiten Weltkrieg begannen die Wissenschaftler wie wild, alles Mögliche zu untersuchen und zu analysieren. Woraus besteht die Baumrinde der Eiche? Woraus besteht das menschliche Blut wirklich? Wie viel Vitamin C findet man im Panzer der Schildkröten auf Galapagos?

Unter anderem hat man die Samenflüssigkeit unter die Lupe genommen. Das war besonders beliebt. Jeder Halbwüchsige, der einen Chemiebaukasten zu Weihnachten geschenkt bekommen hat, hat sich das selbst schon einmal angeschaut. Es war die Probe, die leicht verfügbar war.

Jeder bewunderte die kleinen weißen Kristalle, die sich in der trüben Flüssigkeit tummelten. Es sind die Polyamine, deren Hauptvertreter Spermin und Spermidin sind. Die beiden Substanzen sind sehr nah verwandt. Die eine kann in die andere umgewandelt werden, je nachdem, welche gerade mehr benötigt wird.

Von Autophagie hatte zu diesem Zeitpunkt noch niemand eine Ahnung. Alle haben sich auf die schönen Kristalle konzentriert und versucht, mit traditioneller Chemie herauszufinden, was dieses Molekül macht. Herausgefunden hat man: Spermidin ist, wie die Polyamine generell, stark basisch. Das bedeutet, es ist positiv geladen und kann damit die Säuren neutralisieren.

Womit die Aufgabe des Stoffes vorerst einmal geklärt war. Die vaginalen Sekrete sind sauer, Spermin und Spermidin sorgen für die Neutralisierung, um das Überleben der Spermien zu gewährleisten. Um die Befruchtung zu gewährleisten, sollten die Spermien schließlich so gut und so lange wie möglich überleben. Das hat man lang geglaubt.

Einen ersten Hinweis darauf, dass Spermidin mehr kann, als neutralisieren, entdeckte man eher nebenbei. Es gab Arbeiten darüber, wie gut sich die Substanz auf schütteres Haar auswirkte. Tatsächlich existieren ein paar Patente zum Thema, es sind sogar zwei Haarwuchsmittel auf dem Markt. Ob sie in irgendeiner Form mit der Autophagie zu tun haben, bezweifle ich. Da Spermidin unter anderem auch mit dem Zellwachstum und der Zellteilung beauftragt ist, wird es vermutlich das sein, was gegen den Kahlschlag helfen soll.

Jedenfalls geriet die unterschätzte Substanz in Vergessenheit. Mehr schien nicht herauszuholen zu sein aus Spermidin. Die Chemie hatte ihre Schuldigkeit getan. Weder kam jemand auf die Idee, noch nahm sich wer die Zeit, die Analysen noch einmal durchzuführen. Für Wiederholungen hat die Wissenschaft nichts übrig. In der Forschung kommt es nicht darauf an, nachzuprüfen, was man schon weiß, sondern der Erste zu sein, der etwas entdeckt.

So wie Professor Frank Madeo und sein Team, als sie 2009 verkünden durften: Spermidin fördert die Langlebigkeit. Die Meldung machte ihre Runde durch die Welt der Wissenschaft. Graz wurde bejubelt. Die Zeit bis zu diesem Erfolg waren die zähen und einsamen Jahre der Wissenschaft. Die Knochenarbeit der Forschung. Das, was nie jemand sieht, und woran keiner mehr denkt, wenn man mit einer Publikation Aufmerksamkeit erregt. Das Echo aus der Welt der Wissenschaft ist der Beifall für hartes Nicht-Aufgeben.

Spulen wir die Zeit einmal zurück und schauen wir durchs Mikroskop der Forschung.

Voilà, ich darf die Hefezelle vorstellen. Sie war an den Ereignissen stark beteiligt, von ihr ist eigentlich alles ausgegangen.

Hefe ist ein einzelliger, pilzlicher Organismus, der sich nicht wie eine menschliche Zelle teilt. Hefezellen haben mehrere Wege, sich zu vermehren. Es kann sein, dass zwei Zellen ihr Genmaterial wechseln. Genetisches Tauschen sozusagen. Man könnte sich das wie eine weibliche und eine männliche Zelle vorstellen, aber das ist in der Wissenschaft verboten, um nicht zu polarisieren. Nehmen wir es also nur als Bild: Es gibt so etwas wie Mann und Frau bei der Hefe, aber das klärt sich erst, wenn sich die Zellen treffen. Dann dürfen sie gemeinsam entscheiden, wer wer ist.

Meistens aber ist die Hefezelle allein und reproduziert sich. Sie macht eine perfekte Kopie von sich selbst mit allen Genen. Sie erzeugt Klone.

Man kann zusehen, wie die Klone gebildet werden. Es entsteht ein kleiner Haufen von Zellen, der auch mit freiem Auge zu sehen ist. Es können Millionen identischer Zellen sein, die sich an Zuckermolekülen vollfressen. Irgendwann ist der Leckerbissen weg. Dann stirbt Mama Hefe ihren Heldentod. Sie opfert sich für die Töchter auf, weil sie eine höhere Lebenschance haben. Das kann jeder Einzeller, das kann jede Zelle im menschlichen Organismus.

Genau dieses altruistische Sterben macht uns zu dem, was wir sind. Die Entwicklung eines Menschen als Individuum ähnelt der Entwicklung des Menschen als Spezies. In der Schwangerschaft durchläuft ein Embryo dieselben Stadien wie der Mensch in der Evolution. Dass die Schwimmhäute, die wir am Anfang noch haben, abgebaut werden, verdanken wir dem programmierten Zelltod. Abgesehen davon finde ich die altruistische Einstellung unserer Zellen auch philosophisch sehr beruhigend.

Die Entscheidung sich nicht als Screening-Spezialist in ein neues Forschungsabenteuer zu stürzen, sondern den unüblichen Weg in der Wissenschaft zu gehen und seinen altruistischen Hefezellen noch ein bisschen mehr unter den Rock zu schauen, sah im Labor ungefähr so aus:

Aus dem, was die Hefezelle zum Wachsen braucht, bereitet das Forscherteam ihr quasi ihre Lieblingsspeise: eine Suppe aus Zucker und Aminosäuren, und zwar gleich ein paar Liter davon. Man schmeißt eine kleine Menge Hefe hinein. Es ist nichts anderes als Germ, wie man ihn aus der Küche kennt, nur eben unter kontrollierten Bedingungen. Man weiß, welche Gene die Hefezellen tragen, was sie können, welche Form und Farbe sie haben. Man kennt die Hefe in- und auswendig.

Ist der Germ in der Suppe, schüttelt man das Ganze und inkubiert es, um es praktisch auszubrüten. Die Raumtemperatur darf dabei nicht über dreißig Grad liegen, sonst wird das nichts. Nach ein paar Tagen hat man eine Suppe, die etwas pilzig und leicht nach Hefe riecht. Der spezielle Geruch von Germ liegt in der Luft, man glaubt, man arbeitet in einer Brauerei.

Aus zwei Litern Suppe macht man schließlich winzige Portionen, jede nicht größer als ein Tropfen. Damit haben die Portionen alle denselben Standard, man kann ihnen Substanzen zugeben und neue Suppen anrühren. Mal mit Kreacitin, dem Naturfarbstoff der Äpfel, mal mit Gelatine als Natursubstanz, dann zum Beispiel Resveratrol aus Weintrauben, und irgendwann war es auch Spermidin.

Eine von zehntausend Substanzen.

Das ist der Zufall in der Wissenschaft. Nicht ganz aus der Luft gegriffen, aber auch nicht planbar. Man hat gewisse Perspektiven, aus denen man die Problematik betrachtet. Man kennt die Parameter, die man messen muss. In dem Fall wurden genau die richtigen abgedeckt. Dass aber dann wirklich eine von zehntausend Substanzen so ein Renner wird, ist trotzdem ein Mordsglück. Es hätten auch zwanzigtausend Substanzen sein können. Oder fünfzigtausend.

Spermidin war jedenfalls die Substanz, die die Hefezellen am besten vor dem Sterben gerettet hat.

Nun gingen wir der Sache richtig auf den Grund. Was genau war ausschlaggebend für das tolle Abschneiden des Spermidins? Durch die Experimente sind wir nach und nach klüger geworden.

Wir haben herausgefunden, was passiert, wenn wir die Autophagie in der Zelle ausschalten. Das kann man, indem man die Gene, die für die Durchführung des Prozesses zuständig sind, lahmlegt. Gene sind die Baupläne in der Zelle. Sie sind das, was wir von unseren Eltern bekommen. Eine Art Handbuch zum Leben. Mit allen Anleitungen, allem Wissen und allem Unwissen. Nimmt man gewisse Kapitel oder Seiten heraus, haben wir eine neue Situation. Wir haben diese genetische Manipulation an der Hefe vorgenommen, und die Vorstellung hat begonnen.

Schaltet man die Autophagie aus und schmeißt Spermidin auf die Zellen, passiert gar nichts. Die Zellen leben nicht länger, sie sterben ganz normal.

Gut.

Weiter.

Die Effekte von Spermidin auf die Langlebigkeit beruhen darauf, dass Spermidin die Autophagie einschaltet. Um das zu bestätigen, haben wir die Autophagie in der Zelle gemessen und gesehen: Sie ist erhöht.

Sehr gut.

Weiter.

Wir haben die Autophagie in den Zellen mit Spermidin eingeschaltet und sie mit einem Pharmazeutikum gestoppt. Wieder keine Lebensverlängerung.

Zwischenstand.

Wir hatten eine Zelle, die in der Lage ist, Autophagie zu treiben, aber blockiert wurde. Und wir hatten eine Zelle, die nicht in der Lage war, Autophagie zu treiben. In beiden Fällen hat Spermidin nichts ausrichten können. Die Zellen haben nicht länger gelebt.

Großartig.

Das war die ultimative Bestätigung: Es ist die Einschaltung der Autophagie durch Spermidin, die zur Lebensverlängerung geführt hat.

Was hier nicht mehr als eine halbe Buchseite einnimmt, hat sechs Jahre gedauert. Sechs lange Jahre Forschungsarbeit. Es war der Beginn der goldenen Zeit der Spermidin-Forschung.

Und auch der Grund, warum viele andere Forschungsteams diese Hefesuppe nicht auslöffeln wollten. Es gab Konkurrenz, aber spärlich. 2009 war es noch sehr schwierig, diese Experimente durchzuführen. Derart große Screenings sind komplizierte wissenschaftliche Arbeit. Man braucht ein Verfahren, eine Infrastruktur. Das Team in Graz hatte das alles samt Frank Madeo als Entdecker, dem Pionier auf diesem Gebiet. Er hat ein Team, das Zellen zählen kann, was eine Haupttätigkeit bei dieser Arbeit war.

Wir sagten uns, wer Zellen zählen kann, kann auch dazulernen. Wir müssen nicht immer wieder dasselbe Verfahren neu anwenden, nur weil wir das gut können. Wir wollen uns neues Wissen aneignen. Aus diesem Grund sind wir Wissenschaftler. Weil wir lernen können.

Also löffelten wir die Hefesuppe aus.

Substanzen auf die Hefe zu schmeißen, war nur der Anfang. Dann begann das große Zählen. Wir mussten wissen, wie viele Zellen in der Suppe noch leben.

Wie zählt man ein paar Milliarden Zellen?

2009 machte man das händisch.

Und das geht so: Man nimmt einen Tropfen Suppe und misst die Trübung der Flüssigkeit. Daraus lässt sich die Zellzahl berechnen. Dann verteilt man 500 Zellen auf eine Wachstumsplatte. Man lässt ihnen zwei Tage Zeit, um sich zu reproduzieren und ihre Tochterzellen alle auf einem Haufen zu bilden.

Dass sie das tatsächlich getan haben, können wir mit freiem Auge sehen. Leider genügt das nicht. Wir müssen es genau wissen. Wir wollen herausfinden, wie viele der 500 Zellen Tochterzellen bilden konnten.

Dazu brauchten wir Samstage und Sonntage.

Sehr viele Samstage und Sonntage.

An Samstagen und Sonntagen hat ein Wissenschaftler nichts anderes zu tun, als Zellhaufen zu zählen. Das ist nicht nur so dahingeschrieben, das ist mein Ernst. Am Wochenende wird gezählt. Damals arbeiteten wir noch mit einer Zählmaus. Die meisten werden das aus der Werbung kennen, in der sich ein junger Mann mit einem Deo besprüht und dann zählt, wie viele Frauen ihn anschauen. Genau so etwas hatten wir auch. Nur haben wir ein paar Milliarden Zellen damit gezählt.

Konkret sah das so aus: In der einen Hand ein Marker, mit dem wir die Zellen auf der verkehrten Seite markieren, damit wir sie nicht doppelt zählen. In der anderen die Maus und ein Stift, um die Zahl aufzuschreiben. Zum Beispiel: Die Zelle mit der Substanz X hat 398 Zellhaufen gebildet; die Zelle mit der Substanz Y hat 212 Zellhaufen gebildet.

Und so weiter.

Sehr lange so weiter.

Viele Samstage und Sonntage so weiter.

Das Experiment ist mit einmal Durchzählen nicht etwa abgeschlossen. In der Wissenschaft ist einmal keinmal. Der Versuch muss in mehrfacher Wiederholung durchgeführt werden. Viermal. Fünfmal. Zehnmal. Bis man sich endlich sicher ist, dass das, was man misst, richtig ist.

Und so weiter.
Sehr lange so weiter.
Viele Samstage und Sonntage so weiter.
Bis zehntausend Substanzen getestet sind.
In jeweils zehn Wiederholungen.

Erst wenn wir uns dieser Zahlen sicher sind, werten wir die Daten aus und entscheiden, welche Substanz wir uns genauer anschauen. Wir beginnen mit den genetischen Mutationen, um die Autophagie auszuschalten. Und dann wiederholen wir das.

Und wiederholen es.
Und wiederholen es.

Wir haben uns auf die Autophagie und die Effekte von Spermidin konzentriert und dafür eine ganze Reihe neuer Methoden gelernt. Jeder von uns, als Kollektiv, genau wie wir uns das vorgestellt haben. Wer Zellen zählen kann, kann auch dazulernen.

Wie untersucht man die Herzgesundheit?
Wie misst man das Lernverhalten?
Wie bekommt man Informationen über Demenz?

Heute dürfen wir stolz sein, weil wir uns einzigartiges Wissen angeeignet haben.

Mit den verschiedenen Phasen der Untersuchungen haben wir nicht nur einen sehr guten Einblick in den Prozess der Entwicklung bekommen, sondern auch in die Substanz selbst. Es gibt wenige Wissenschaftler, die erklären können, wie eine Substanz entdeckt wurde. Mit unserer Erfahrung an der Werkbank wissen wir über alle Stadien der Entwicklung Bescheid.

Mit so einem Wissen kommt man schneller ans Ziel, weil man gewisse Aspekte auch übertragen kann. Man muss nicht immer zurück zum Start. Eine Hefe kann nur gewisse Aufgaben erfüllen. Eine Maus andere, eine Fliege wieder andere, und ein Mensch ganz andere. Betrachtet man alle zusammen und verwendet von jedem das, was die Stärke des jeweiligen Systems ausmacht, ergibt das ein großes Bild.

Jedes Experiment ist ein Rätsel. Wissenschaftler sind Menschen, die Fragen stellen. Eine Frage an die Natur muss so präzise wie möglich sein, sonst gibt sie keine Antwort. Und wenn dann eine Antwort kommt, müssen wir sie vertragen. Egal, wie sie lautet. Wir müssen sie akzeptieren.

Um die Frage zu stellen, müssen wir den Ist-Zustand kennen. Wir müssen beobachten, als Außenstehender schauen, was passiert. Das ist James Cook, der nach Australien fährt und die Natur beobachtet. Das ist Charles Darwin, der Vogelarten beobachtet und seine Evolutionstheorie aufsetzt. Das ist Leonardo da Vinci, der einen Menschen seziert und zeichnet. Mitunter wird man dabei niedergemetzelt wie James Cook. Das muss man auch akzeptieren.

All diese Prozesse beruhen auf der Beobachtung, einem Werkzeug der Wissenschaft, das mittlerweile fast vergessen ist. Heute regiert die Technologie. Und das nicht zuletzt, weil der Mensch ein Ego hat, das gern alles unter Kontrolle hat. Mit dem Wesen eines Experiments passt das nicht unbedingt zusammen. Es durchzuführen, ist exakte Wissenschaft. Das Ergebnis aber entzieht sich der Kontrolle. Wir versuchen natürlich vorauszusehen, was eintreten kann.

Tritt etwas ganz anderes ein, fangen wir von vorne an und versuchen, das nächste Ergebnis vorauszusehen.

So gesehen fußt diese Wissenschaft auf so etwas Unwissenschaftlichem wie dem Glauben. Wir glauben, die Wahrheit verstehen zu können. Das ist der Grund, warum wir Wissenschaft betreiben. Jeder von uns glaubt, etwas besser zu wissen als alle anderen. Auf einem Gebiet besser zu sein als sonst wer. Das ist ein ungemein egozentrischer Gedanke. Und unsere Triebfeder.

Samt der Ungeduld. Sie ist das Nächste, was nicht zum Wesen eines Experiments passt. Die Ungeduld, etwas herausfinden zu wollen, darf die Geduld, die erforderlich ist, um nicht schlampig zu arbeiten, nicht erdrücken. Ich werde die nächsten sechs Jahre lang Zellen zählen, aber ich will jetzt sofort wissen, was dabei raus kommt. Das wird nicht funktionieren.

Wir sind Getriebene unseres Wissensdrangs. Anders kommen wir nicht zu einem Ergebnis. Anders gibt es keinen Erfolg. Auch nicht immer ein angenehmer Zustand.

Mittlerweile haben wir ganz neue Technologien, mit denen wir arbeiten können. Der Stand von 2009 ist überholt. Die Ungeduld auf etwas weniger harte Proben gestellt.

Früher hat man jahrelang an einer Methode getüftelt, um einen Stoff zu untersuchen. Genau das war immer das große Problem: Wie gewinnt man eine reine Substanz, möglichst frei von anderen Einflüssen? Deshalb ist auch Spermidin nicht erforscht worden. Der Prozess war viel zu aufwändig. Allein bis man herausgefunden hätte, welche Methoden zum jeweiligen Ziel führen könnten, wäre ein Forscherleben vergangen.

Bei einer Natursubstanz wie Spermidin musste man eine Methode finden, die Reinsubstanz im Wasser zu messen. Es dauerte ein paar Jahre, bis man wusste, wie das geht. Wenn man das beherrschte, musste man herausfinden, wie man den Stoff zum Beispiel aus dem Speichel isoliert. Es dauerte wieder ein paar Jahre, bis man eine Methode gefunden hatte.

Erst damit hatte man eine Technik, um die Probe zu messen. Man verglich die Werte. Im Wasser aus dem Speichel isoliert ergab sich eine Menge von so und so viel Milligramm. Wenn man den reinen Stoff kaufte und ihn in Wasser einrührte, war es fünfmal mehr. Man erhielt also ein Signal x und Signal 5x. Wenn man das eine wusste, konnte man sich das andere herausrechnen. Und schon war man 15 Jahre älter.

Heute haben wir Methoden, die uns erlauben, zwei Terabyte Daten pro Stunde zu produzieren. Wir haben Verfahren, bei denen Millionen von Zellen durch eine kleine Kapillare fließen, und jede einzeln mit verschiedenen Aspekten vermessen wird. Nach einer Stunde bekommen wir ein Terabyte Daten mit allen möglichen Auswertungen von allen möglichen Zellen. Dafür braucht man keine 15 Jahre, dafür braucht man Speicherplatz, Personal und Geld.

Für unsere klinischen Studien haben wir es geschafft, Spermidin als Präparat so aufzubereiten, dass es für Menschen genießbar ist. Das war nötig, weil wir sonst keinen Vergleich zwischen unseren zwei Testgruppen zustande gebracht hätten.

Hätten wir Gruppe eins mit Speisen nach bestimmten Rezepten einer spermidinreichen Diät gefüttert und die noch extra mit Spermidin angereichert, wäre eine große Diskrepanz zur Kontrollgruppe entstanden, die sich normal ernährt. Mal Brokkoli, mal Fleisch, mal Fisolen, mal Birnen, mal Pasta, mal Fisch. Was man halt so auf dem Speiseplan hat. Mit Gruppe eins, die immer nur spermidinreiche Nahrung isst, hätten wir diese Vielfalt nicht erreichen können.

Das ist auch die Herausforderung an einer Spermidin-Küche für den Hausgebrauch. Spermidin kommt in Lebensmitteln nicht nur in völlig unterschiedlicher Konzentration vor, sie variiert dann auch noch. Für uns war das ein Zeichen dafür, dass Lagerung oder Wachstumszustand eine Rolle spielen.

Pilze sind ein guter Tipp. Insbesondere der Kräuterseitling, der sich bei unseren Messungen in die ersten Reihen durchgekämpft hat. So viel Spermidin wie in ihm haben wir bei kaum einem anderen Lebensmittel gemessen.

Die Rolle von Spermidin bei Pilzen ist nicht ganz geklärt. Wir wissen weder, welche Bakterienstämme für die Bildung zuständig sind, noch wie der Stoffwechsel von außen zu steuern wäre. Pilze sind flexible, robuste, ständig wachsende Organismen. Sie vermehren sich quasi in Endlosschleife, ohne dabei alt zu werden. Sterben ist nur ein Thema, wenn es zu feucht oder zu heiß ist. An sich lebt so ein Pilz ewig. Ich vermute, dass Spermidin mit diesem ewigen Wachstum zu hat. Vermutlich hat das Spermidin in den Pilzen die gleiche Funktion wie bei Pflanzen. Es ist ein Wachstumshormon.

Das ist auch der Grund, warum Pflanzen so viel davon produzieren, wenn sie sich aus dem Samen entwickeln. In der Zeit brauchen sie das Spermidin am meisten. Deshalb sind Keime und Bohnen verlässliche Spermidin-Lieferanten, unter anderem auch die Sojabohne.

Und ganz vorne dabei zusammen mit den Weizenkeimen und Kräuterseitling haben wir eine Speise namens Nattō. Wobei der Begriff Speise für einen europäischen Gaumen etwas zu viel verspricht. Um es gleich vorweg zu nehmen: Nattō gehört nicht zu den Lebensmitteln, die die Menschen im Sturm erobern. Allerdings gibt es Nattō-Liebhaber, die nicht nur darauf schwören, sondern auch den Geschmack mögen.

Hat man nicht irgendwo einen Japaner in der Ahnenreihe, ist es allerdings für die meisten schwer, auch nur den Geruch auszuhalten. Um einen Bissen hinunterzubringen, braucht man einen japanischen Pass.

Nattō entsteht aus gekochten Sojabohnen, die mit einem Bakterium angesetzt werden. Der Anblick ist etwa so appetitanregend wie der Geruch. Rund um die gegorenen Bohnen bildet sich ein Schleim, der lange dünne Fäden zieht, wenn man ihm mit Besteck oder Stäbchen zu Leibe rückt. Man braucht schon einen Magen für Nattō, das lässt sich nicht beschönigen. Wer bereit ist, für die Müllabfuhr in seinen Zellen und ein längeres Leben diese bittere Pille zu schlucken, kann sich von den Japanern ein paar Tipps abschauen. Die meisten würzen mit Soja und Senf. Die beiden Hilfsmittel liegen oft schon den Nattō-Päckchen bei, die man auch in guten Asia-Läden bei uns im Kühlfach finden kann.

Auch Frühlingszwiebeln, frisch geriebener Kren, Ei oder Thunfisch lindern das schaurige Vergnügen einer Nattō-Mahlzeit, die übrigens auch sehr viel Vitamin B12 enthält. Manche mögen es zu Weißbrot, zu Reis, zu Nudeln. Bei aller Eigenwilligkeit ist Nattō zumindest kein störrisches Lebensmittel. Es lässt so ziemlich alles aus sich machen. Um den Bohnenschleim wie die Japaner zum Frühstück zu verdrücken, muss man trotzdem sehr davon beseelt sein, hundert Jahre alt zu werden.

Am ehesten rutscht Nattō als Zutat zu Misosuppe oder Kimchi, einem eingelegten, ebenfalls fermentierten Chinakohl oder Rettich, hinunter. Psychologisch ist es kein Fehler, sich zwischen den Bissen leise Mantras zuzumurmeln.

Zum Beispiel: Zellmüllmänner in die Startlöcher, ich schalte auf Autophagie.

Oder schlichter: Hier kommt die Müllabfuhr!

Etwas philosophischer: Ich esse, also faste ich nicht.

Oder ein Goodie zur Ablenkung: Vitamin B12, Vitamin B12, Vitamin B12.

Recht passend auch: Pfui Teufel, aber gesund.

So gewöhnungsbedürftig Nattō auch ist, es enthält sehr viel Spermidin. Die Autophagie könnte jetzt wie ein frisch geölter McLaren Senna anspringen. So eine Wirkung wie die gegorenen Sojabohnen haben nur noch Weizenkeime und ein paar andere exotische Köstlichkeiten.

Wer spermidinreich und doch mit Genuss essen will, kann sich abgesehen von Kräuterseitlingen und Champignons einen Vorrat an Pinienkernen, frischem Pfeffer, Parmesan, altem Cheddar, Weintrauben und Rotwein anlegen. Rotwein und Parmesan wären damit genauso gut für unsere Zellen wie Fasten. Manchmal ist das Leben komisch.

Selbst den Spermidin-Koch zu spielen, hat seine Tücken. Keiner von uns gleicht dem anderen, und das ist nicht nur biologisch gemeint. Wir sind in unterschiedlichen Lebensphasen, haben unterschiedliche Bedürfnisse, Geschmäcker und Gelüste. Ein Ernährungsplan mit Spermidin muss also individuell ausgetüftelt werden.

Wer sich eine entsprechende Kost zusammenstellen will, die über längere Zeit hinweg Wirkung erzielt, stößt schnell auf das eigentliche Problem. Vorwiegend Lebensmittel mit mehr Spermidin zu verarbeiten, heißt nämlich auch, Lebensmittel wegzulassen, die ihren Teil als Spermidin-Lieferanten ohnehin immer beigetragen haben. Hier ein paar Gramm Spermidin mehr heißt, dort ein paar Gramm weniger. Wer gekochte Kartoffeln als Beilage nimmt, weil die einen Hauch mehr Spermidin enthalten als Reis, hat dafür wieder mehr Kohlenhydrate auf dem Teller.

Autophagie auf Kosten der Vielfalt ist nicht die beste Strategie. Allzu einseitige Kost ist kein gutes Rezept für ein hohes Alter in bester Gesundheit.

Ein durchschnittlicher Österreicher nimmt pro Tag etwa zwölf Milligramm Spermidin zu sich. Mit einer ganz normalen, einigermaßen ausgewogenen Ernährung von Schnitzel bis Müsliriegel. In Deutschland wird das Schnitzel vielleicht eher eine Currywurst mit Pommes und Ketchup sein.

Eine Studie mit einer zusätzlichen täglichen Portion von maximal acht Milligramm Nattō pro Tag ergab bei den Testpersonen nach zwei Monaten erhöhte Polyamin-Mengen, dazu gehört auch Spermidin, im Blut, aber sagte absolut nichts über ihre Gesundheit aus. Das heißt: Fünf bis acht Milligramm durch sechzig bis hundert Gramm Nattō am Tag über zwei Monate jeden Tag, und es kreist mehr Spermidin im Blut in ihrem Körper herum.

Schleimige japanische Bohnen, alter Cheddar, ein Schluck Rotwein. Momentan klingt das eher nach dem Menü eines verrückten Wissenschaftlers in einem Selbstversuch als nach schmackhafter Spermidin-Küche. Und außerdem ist da noch die Frage der Zubereitung.

Wir wissen, dass Spermidin nicht nur durch Reifung und Alterung der Lebensmittel beeinflusst wird. Es wird auch durch die Bearbeitungsprozesse abgebaut. Ein natürliches Produkt von Spermidin ist Putrescin und in weiterer Folge Cadaverin.

Das wird den wenigsten etwas sagen, obwohl wir den Prozess, bei dem es auftritt, alle kennen. Putrescin ist in frischen Lebensmitteln enthalten und nimmt mit der Zeit immer mehr zu. Je älter die Ware, desto mehr Putrescin. Der Name kommt aus dem Englischen von putrefy, zu Deutsch verfaulen. Putrescin ist das Abfallprodukt von biologischer Materie und damit auch das Abbauprodukt von Spermin und Spermidin. Cadaverin ist noch einfacher zu erklären. Diese Substanz wurde vor langer Zeit auf einer Pathologie-Abteilung entdeckt und als der Geruch, die Essenz von Leichen, Kadaver bezeichnet. Genauso riecht sie auch. Überhaupt nicht angenehm und gar nicht gesund.

Da kann der Kräuterseitling, den wir im Supermarkt kaufen, von Natur aus noch so viel Spermidin enthalten. Wir wissen nicht, wie lange er hierher gebraucht hat, wie lange er schon hier liegt, und wie viel Spermidin er noch enthält. Und dann kann es durchaus sein, dass wir den Rest durch die falsche Zubereitung dezimieren. In frischen Champignons zum Beispiel hält sich das Spermidin am ehesten, wenn man sie kurz anbrät.

Weizenkeimlinge passen bestens ins Müsli oder in Salate. Eine Handvoll am Tag ist genug. Parmesan ist was zum Drüberstreuen, damit kann man auch nichts falsch machen, aber die ausreichende Menge zu erreichen kann schon schwierig werden. Mehr Rezepte von meiner Kollegin Dr. Julia Ring von der Karl-Franzens-Universität habe ich im Anhang gesammelt.

Wer sich nicht mit gepfefferten Weizenkeimlingen und ein paar Pinienkernen zufriedengeben will, sollte also Freude am Experimentieren haben.

TIPPS ZUM JUNGBLEIBEN

Rotwein x Parmesan = 100 Jahre.

Warum nicht? Rotwein ist gut für ein längeres Leben. Parmesan ist gut für ein längeres Leben. Wie gut müssen erst Parmesan und Rotwein für ein längeres Leben sein. Alle, die sich nach dem, was sie gelesen haben, jetzt solche Formeln erwarten, muss ich leider enttäuschen. Ich bin überhaupt kein Freund solcher stark vereinfachender Formeln. Selbst wenn sie so erfreulich wären wie diese.

Die Ernährungs- und Lifestyle-Welt ist voller Dogmen. Kaum hat die Wissenschaft irgendetwas entdeckt, füllen sich Magazine und sonstige Ratgeber mit Du-musst-Listen und Lass-das-Tabellen. Ich will jetzt wirklich nicht der Forschung die blütenweiße Weste anziehen und den populärwissenschaftlichen Deutungen den Schwarzen Peter umhängen. Strikte Ansagen, wie etwas ab jetzt zu sein hat, finde ich da wie dort nicht angebracht.

Jede Art von Nahrungsdogmatismus ist Unfug. Jede Art von extremem Dogmatismus ist schlecht für den Körper.

Es gibt kein Allgemeinrezept. Was für den einen eine Wunderkur ist, ist für den anderen eine Tortur. Der Organismus hat seinen Aufbau und seine Regeln. Im Detail funktioniert ein Körper wie der andere. Im Großen und Ganzen sind wir völlig verschieden.

Unverträglichkeiten und Allergien, Schwachstellen und Krankheiten, Alter und Kondition, Gewicht und Konstitution, Lebensphasen und Lebensumstände, alles unterschiedlich, alles individuell. Und da reden wir noch gar nicht von Geschmack und Vorlieben.

Für uns alle gilt: Der Mensch funktioniert nicht am besten, wenn er möglichst viele Muskeln und möglichst wenig Fett hat, sondern ein normales Verhältnis zwischen Skelett, Bindegewebe, Muskeln, Fett und allem anderen. Studien haben gezeigt, dass ein bisschen Fett die Überlebenswahrscheinlichkeit bei Krebs und Herzerkrankungen erhöht. Man hat etwas auf den Knochen, nannte man das früher, von dem man zehren kann. Das stimmt heute noch.

Sehr wenig Fett im Körper zu haben ist, als öffne man dem Stress freiwillig sämtliche Türen. Er kann unbehindert durchrauschen und zieht seine Schneise der Verwüstung durch uns. Der Körper ist ein unglaublich feines System, eine ungeheuer diffizile Maschine, die trotzdem extrem viel aushält. Sofern man sie nach Anleitungen verwendet. Und mit Anleitung meine ich nicht Dogmen, sondern die Leitlinien der Natur.

In der Ernährung heißt das, die Evolution nicht zu ignorieren. Sich täglich fünfmal vollzustopfen, mag ein moderner Mensch gewohnt sein, die Spezies Mensch kennt das nicht. Sie ist nur eine Koryphäe in der Kunst, sich anzupassen.

Wir können erhebliche Zeit hindurch zu viel, zu wenig oder das Falsche essen. Wir sind imstande, Krisen auszuhalten. Wir schaffen es, einen ungesunden Lebenswandel zu überspielen. Wir kommen mit dem Lichtmangel zurecht, wenn es uns übers Winterhalbjahr nach Finnland verschlägt. Der Mensch ist ein begabtes Chamäleon. Er passt sich an und kompensiert.

Bewegung ist so eine Kompensation. Fasten ist so ein Ausgleich. Ohne Dogma, ohne Übertreibung, ohne Extremismus.

Extremismus ist auch zu viel Spermidin-Kost auf Kosten der Vielfalt.

Aus dem Jungbrunnen der Autophagie zu schlürfen, ist die beste, aber nicht die einzige Art, dem Körper beim langsamen

Altern zu helfen. Ich bin kein Ernährungswissenschaftler, kein Sporttrainer, kein Personal Coach und kein Lebensratgeber. Deshalb darf sich jetzt bitte niemand eine Sammlung an guten Tipps erwarten, die man nur abarbeiten muss, und schon hat man sich ein paar Lebensjahre herausgeschunden.

Was ich zusammengetragen habe, ist eher ein Sammelsurium, das sich aus den Erkenntnissen langjähriger Forschung speist. Ein Topf, aus dem sich jedermann herausschöpfen kann, was ihm schmeckt, gefällt, zusagt, einleuchtet.

Manches wissen wir aus Erfahrung, vieles aus Studien, das Meiste kommt aus den reinen Beobachtungen der Natur. Als Wissenschaftler kann ich etliches sicher sagen, anderes ist wahrscheinlich, und hie und da können wir auch nur vermuten. Alles in allem sind es Ratschläge, keine Anweisungen. Vorschläge, keine Befehle.

Es sind Wegweiser durch den Dschungel von Informationen über ein gesundes Leben, mit denen man uns von allen Seiten überschüttet.

Übrigens sind selbst Studien nicht immer die ganze Wahrheit; oder sie sind es nur für gewisse Zeit. Mitunter werden Parameter vernachlässigt, die die Ergebnisse in anderem Licht gezeigt hätten. Die Ereignisse in der Wissenschaft überschlagen sich, die Technologie erlaubt immer kühnere Versuche. Resultate aus Studien, die von neuen Resultaten anderer Studien widerlegt, übertrumpft oder schlicht verbessert werden, sind keine Seltenheit. Sie sind keine Manifeste für die Ewigkeit.

DAS ESSEN

Wenn mich Leute fragen, worauf sie beim Essen achten sollen, sage ich neuerdings: »Darf ich Sie fragen, wie alt Sie sind?«

»Ja sicher«, antworten die einen.

»Ungern«, sagen andere.

»Was hat das mit dem Essen zu tun?«, fragen dann alle.

»Offenbar so einiges«, sage ich.

Menschen unter 25 Jahren brauchen tierische Proteine. Vor allem Kinder und Jugendliche, deren Körper im Wachstum ist und enorm viel Energie braucht. Das heißt, dass auch rotes Fleisch und Milchprodukte nicht schaden können, sofern nicht aus anderen Gründen etwas dagegen spricht, und man es nicht übertreibt. Mehr Protein-Schübe als ein- , zweimal die Woche sind nicht notwendig.

Auch für Menschen über 65 sind tierische Proteine wichtig, weil der Körper ab diesem Alter beginnt, sie abzubauen. Muskelmasse nimmt ab, und der Körper braucht wieder mehr Proteine, um neue Muskelzellen herzustellen.

In der Lebensphase zwischen 45 und 65 aber sind diese Proteine mit Vorsicht zu genießen. Eine extrem proteinreiche Ernährung könnte das Risiko auf Krebs nach oben treiben, und zwar in dem Ausmaß, in dem das auch bei starken Rauchern der Fall ist.

Fleisch ist nicht mehr für jedermann ein Thema. Mit dem Boom, den vegane Ernährung in den vergangenen Jahren erlebt, scheint es, als könnte ich mir meine Tipps in die Richtung fast schon sparen. Ganz richtig ist der Eindruck allerdings nicht.

Im Jahr werden in Österreich und Deutschland immer noch mehr als fünfzig Kilo Fleisch pro Kopf gegessen. Das sind mit Sicherheit nicht nur Sonntagsbraten wie bei meiner Familie in Kroatien. Angesichts von Matusas biblischem Alter erscheint mir ein Blick in ihre Küche eine gute Idee.

Fleisch wurde tatsächlich nur sonntags serviert und immer nur gekocht. Vermutlich lag das auch daran, dass man mehr Fleisch brauchte, wenn man es briet. Gekochtes Fleisch ließ sich gut unter viel Gemüse verstecken, und die Suppe, mit reichlich Nudeln drin, machte die ganze Familie satt.

Matusa war generell eine großartige Suppenköchin. Unter der Woche kamen die Mahlzeiten sehr häufig in flüssiger Form auf den Tisch. Gekocht aus allem, was die Erde hergab. Gemüse, Kartoffeln, Wurzeln, Knollen.

Eine von Matusas Lieblingsspeisen waren Tomaten und Ziegenkäse. Hätte es nur diese beiden Lebensmittel auf der Welt gegeben, wäre sie auch wunschlos glücklich gewesen. Das hat sie mir offenbar vererbt, auch wenn ich vom Ziegenkäse auf Mozzarella umgestiegen bin. Kuhmilch war in den kroatischen Bergen nicht sehr verbreitet, Ziegen fanden sich in der kargen Landschaft besser zurecht.

Apropos. Tomaten und Mozzarella mit Olivenöl sind eine kleine Powermahlzeit. Sie erinnern sich noch an die Ketonkörper? Schlecht bei Überproduktion, weil sie das Blut übersäuern. Aber sonst ein Turbo für die körperliche und geistige Leistungssteigerung, weil der Organismus mit einem anderen Brennstoff fährt als mit Kohlenhydraten. Ketogene Ernährung gibt also einen Energieschub, und Mozzarella mit Tomaten ist perfekte ketogene Ernährung.

Weil Ketonkörper auch die Hirnleistung anregen, gilt die ketogene Diät als eine der besten Behandlungen für Epilepsie bei Kindern. Mittlerweile wird diese Diät mit viel Fett, vielen Proteinen, aber wenig Kohlenhydraten als Standard bei Kindern mit Epilepsie eingesetzt. So etwas sollten Betroffene natürlich nie ohne Absprache mit einem Arzt ausprobieren.

Ketogene Kost hat etwas sehr Mediterranes. Überhaupt kurbeln die Essgewohnheiten im Mittelmeerraum die Produktion der Ketonkörper gehörig an. Viel Fisch, viel Öl, viel Obst, wenig Fleisch, komplexe Kohlenhydrate. Viel Salat mit Dressings aus Balsamico, Olivenöl, Kräutern und nur ein bisschen Salz. Süße, saftige Tomaten, die nicht in Salz schwimmen und nicht auch dann blass aussehen, wenn sie schon ganz rot geworden sind. Eintöpfe, Gemüse, Fleisch ohne patzige Saucen.

Pasta und vor allem Pizza sind für mich mit anderen hungrigen Augen zu betrachten. Sie sind für uns so typisch italienisch, dass es mich wundert, dass es Farfalle oder Fusilli, aber keine Pasta in Stiefelform gibt, und dass eine Pizza rund ist, statt einen Absatz zu haben. Von Pizza und Pasta ernährt man sich rund um den Globus genauso wie rund um die Uhr.

Aber in einem kleinen Dorf in Apulien kommen nicht jeden Tag zu Mittag Spaghetti Arrabiata und am Abend Pasta

Bolognese auf den Tisch. In Süditalien scheint man überhaupt gute Abwechslung im Kochtopf zu haben. Unter anderem sind dort die meisten Hundertjährigen daheim.

Nudeln sind Kohlenhydrate. Solange sie komplexe Kohlenhydrate sind, ist nichts gegen sie zu sagen. Die Zeit, in der sie verdammt wurden, ist nahezu vorbei. Derzeit sind gerade alle der Meinung, dass wir sämtliche der drei wichtigen Bestandteile unserer Nahrung brauchen: Fett, Eiweiß und Kohlenhydrate. Nur jeweils halt die richtigen und nie zu viel davon.

Wenn wir von Kohlenhydraten reden, türmen sich immer Brot, Gebäck, Nudeln, Reis, Kartoffeln vor unseren Augen auf. Die Kohlenhydrate, die in der Natur vorkommen, finden wir in Gemüse und den Früchten, die als Draufgabe auch noch Vitamine haben. Das vergessen wir oft. Es sind nicht so viele wie im Weißbrot, dafür kennt der Körper sie länger. Evolutionär gesehen ist Weißbrot als Lebensmittel ein Neugeborenes.

Mit dem strengen Blick durchbohrt, ist Weißbrot überhaupt nichts außer Kohlenhydraten, und zwar nicht von der gesunden Sorte. Ernährungsberater wollen nicht einmal, dass man das Wort in den Mund nimmt, geschweige denn einen Bissen davon. Aber ganz ehrlich, Weißbrot ist eine mediterrane Sünde und schmeckt göttlich, vor allem mit Olivenöl. Diese Kombination sorgt dafür, dass der Blutzucker, der aus den Kohlenhydraten aus dem Brot entsteht, nicht sofort in den Himmel schießt, sondern langsam ansteigt. Als hätte man gar kein Weißbrot gegessen.

Wenn ich von mediterraner Kost spreche, meine ich weniger eine Kopie einer italienischen, griechischen, kroatischen oder spanischen Speisekarte. Ich meine eher die Art, in der sich Essen und Stoffwechsel unterhalten. Die Zusammensetzung dieser Ernährung sagt dem Körper: Schau, hier hast du, was du brauchst, mach Energie draus.

Die einfachen Kohlenhydrate können sofort verstoffwechselt werden. Um die komplexen überhaupt in den Stoffwechsel hineinzubekommen, muss der Körper arbeiten. Das tut er aber nicht gern. Der Körper ist faul. Faul in einem höheren Sinn. Er will den Weg des geringsten Widerstandes gehen. Mit der Energie haushalten.

Ich muss sagen, ich verstehe ihn. Ich an seiner Stelle würde es genauso machen. Wozu anstrengen? Nur, weil die Natur es wollte? Ihre Kohlenhydrate zu verarbeiten, macht Mühe. Wenn sie es dem Körper leichter hätte machen wollen, hätte sie Nudeln auf den Bäumen wachsen lassen. Das haben wir dann für sie erledigt. Und der Körper ließ sich zur Trägheit verführen. Wenn ihn nun die komplexen Kohlenhydrate zum Arbeiten zwingen, ist das für uns nur von Nutzen.

Wir brauchen also gar nicht so zu tun, als könne man Genuss und Geschmack aus dem Körper aussiedeln. Wir können daheim ruhig mediterrane Pasta kochen. Wir brauchen nur die Zutaten zu nehmen, die es gerade rund um uns gibt.

Saisonal und regional sind die beiden Säulen, auf denen gesunde, ausgewogene Ernährung ruht. Beides haben wir irgendwie verlernt. Sie bedeuten, dass es bei uns im Jänner keine Erdbeeren gibt. Dass im Juni keine Kürbisse wachsen. Dass im August die Spargelzeit vorüber ist. Wir brauchen nur durch den nächstbesten Supermarkt schlendern und finden im Dezember Heidelbeeren, im Oktober Bärlauch und das ganze Jahr über Orangen, Zitronen, Bananen oder Mangos, die es bei uns überhaupt nie gibt.

Bitte nicht gleich über mich herfallen, ich liebe Mangos, ich mag Bananen, und hie und da habe ich auch im Dezember Gusto auf Heidelbeeren. Aber ich bin nicht sicher, ob mein Körper das wirklich ganz genauso sieht. Der Körper tut, was unser Chamäleon-Körper ständig tut: Er passt sich an. Was nicht heißt, dass er völlig in der Balance ist. Ganz ohne Stottern läuft der Organismus bei regionaler und saisonaler Ernährung.

Vitamine sind empfindliche Gesellen. Hitze und Licht machen sie kopfscheu. Bananen reißt man vom Baum und steckt sie in den Bauch eines Schiffes wie in einen Brutkasten, um dort zu reifen. Eine Orange, die in Spanien herunterfällt, verliert innerhalb von 24 Stunden die Hälfte ihrer Vitamine. Die andere Hälfte geht drauf, wenn sie über die Autobahn in ein Zwischenlager gebracht wird, von wo sie ins Zentrallager einer Supermarktkette kommt, das sie dann auf die Filialen umverteilt, wo sie im Obstregal wartet, bis sie jemand mit nach Hause nimmt, um sie Tage später endlich zu essen. Drin ist dann nichts mehr, was einem Vitamin irgendwie ähnlich sähe. Die Alternative ist ein steirischer oder schwäbischer Apfel vom Baum. Sofern man in der Steiermark oder in Schwaben wohnt.

Bei normaler, gesunder Kost braucht der Mensch keine zusätzlichen Vitamine. Was Nahrungsergänzungsmittel betrifft, bin ich zwiegespalten. Nicht wegen der Vitamine, sondern wegen der Zusatzstoffe, die man dafür verwendet. Folsäure während der Schwangerschaft und Vitamin D im Winter sind schon in Ordnung. Meistens gibt es aber auch ohne riesigen Aufwand Möglichkeiten, Vitamine über Obst und Gemüse einzunehmen.

Was die natürlichen Vitaminbomben betrifft, brauche ich jetzt vermutlich nicht bei den Knollen und Wurzeln zu beginnen. Obst und Gemüse ist gesund. Pflanzliche Nahrung unterstützt den Körper durch eine Vielfalt von sogenannten sekundären Pflanzenstoffen. Das sind alle Stoffwechselprodukte, die nicht zu den allgemeinen Stoffwechselwegen in der Zelle gehören. Pflanzenwissenschaftler nennen sie allerdings ungern sekundär, weil sie eine große Rolle in der Physiologie der Pflanzen und letztendlich auch große Bedeutung für die Gesundheit der Menschen haben. Daher bevorzugen sie, und auch ich, den Begriff der speziellen Stoffwechselprodukte. Sie unterscheiden sich von Pflanze zu Pflanze. Manche produzieren Vitamine. Die anderen spezialisieren sich auf Flavonoide oder Carotinoide. Meine Favoriten unter den grünen Bewohnern der Erde sind die Spezialisten in der Herstellung von Alkaloiden.

Nehmen wir zum Beispiel Nüsse. Nüsse sind Hirnnahrung. Den Mix aus Nüssen und Rosinen nennt man nicht zufällig Studentenfutter. Sie liefern viel Gutes. Unter anderem sind sie reich an ungesättigten Fettsäuren, die unser

Hirn in großen Mengen braucht, und Vitamin E, einem Antioxidans, das den Effekt von Stress auf das Gehirn senken kann. Eine langjährige, breit angelegte Studie der Harvard University hat ergeben, dass Nüsse die Sterblichkeitsrate um ein Fünftel senken. Eine andere amerikanische Studie aus 2017 zeigte, dass regelmäßiges Nüsseknabbern sogar das Risiko für Herzerkrankungen um zwanzig Prozent senken kann. Eine Handvoll pro Tag genügt.

Erdnüsse haben da bis vor kurzem nicht dazugehört. Sie zählten nicht zu den echten Nüssen. Eben kam die Ehrenrettung an die Öffentlichkeit. Auch Erdnüsse halten die Mortalitätsrate geringer und schützen das Hirn. Sie enthalten sehr hohe Mengen an Niacin, bekannter als Vitamin B3, das in unserem Körper in eine Substanz namens Nicotinamidadenindinucleotid umgewandelt wird. Mit dieser Umwandlung bekommt der Körper die Fähigkeit, Schäden am Erbmaterial zu reparieren. Niacin hilft auch bei der Senkung von Cholesterol-Werten im Blut und ist gut für die Blutgefäße.

Essen ist also nicht gleich Essen. Wer länger jung bleiben will, braucht Qualität. Ob das bio ist, ist zusehends umstritten. Lebensmittel, die kein einschlägiges Gütesiegel haben, sind nicht a priori schlecht.

Wirklich schlecht ist das, was die Ernährungslehre leere Kalorien nennt. Sie bestehen aus Kalorien. Ausschließlich aus Kalorien. Es sind Lebensmittel, denen jeglicher Nährwert fehlt, die keine Vitamine haben, nicht die Spur von Mineralstoffen. Sie geben schnell Energie, deswegen heißen sie zwar nicht Fastfood, aber es ist eine bezeichnende Doppelbedeutung. Das Produkt, das alle diese schlechten Eigenschaften in sich vereint, kennen die meisten von uns vom Fernsehen. Allerdings sehen wir nicht zu, wie es in irgendeinem Film gegessen wird. Wir essen es, während wir uns irgendeinen Film anschauen. Die Capos unter den leeren Kalorien sind die Chips.

Chips in sich hineinzuknabbern, tut dem Körper zu keiner Tageszeit gut. Am wenigsten bekommt es ihm aber genau dann, wenn sie am öftesten gegessen werden. Vor dem Schlafengehen. Das Letzte, was der Organismus dann braucht, ist Zucker. Bei salzigen Chips denkt kaum wer an Zucker. Und doch sind sie nichts anderes. Fertigenergie der schlimmsten Kategorie. Der Körper in seiner faulen Art giert danach. Er kann nicht genug davon kriegen.

Dasselbe kennen wir von Milchschokolade. Abgesehen davon, dass Zuckerschocks Diabetes auslösen können und Tumore schneller wachsen lassen, brauchen wir enorme Disziplin, um nicht mehr als ein Stück davon zu essen.

Bei der Bitterschokolade geht das übrigens ohne weiteres. Dunkle Schokolade hat sich sogar als Mittel gegen Demenz erwiesen. Die Studie ist eben erst veröffentlicht worden. Eine Tafel Schokolade soll das Erinnerungsvermögen wieder ordentlich anregen.

Bitterschokolade soll auch für Herz und Blutgefäße gut sein. Eine britische Studie aus 2013 berichtet, dass sich die Wahrscheinlichkeit von kardiovaskulären Erkrankungen bei Personen, die über zehn Jahre hinweg bis zu hundert

Gramm Schokolade gegessen haben, um dreißig Prozent gesenkt hatte. Allerdings, muss ich dazusagen, dass die Kontrollgruppe, die kaum Schokolade aß, generell eine ungesündere Lebensweise an den Tag gelegt hatte. Trotzdem rate ich, lieber süchtig nach Schokolade als etwa nach Nikotin zu sein. Falls sich herausstellt, dass diese Studie keine korrekte Korrelation feststellte, wird man sich zumindest von einer ungesunden Gewohnheit befreien.

Wir fragen uns, warum der Körper so ein Holzkopf ist. In so vielen Dingen ist er weit gescheiter als wir. Er müsste doch wissen, dass Chips und Konsorten nur Unruhe in ihm stiften. Nein, er weiß es nicht. Er hat es noch nicht gelernt. Keine 150 Jahre Überfluss sind nicht genug für so eine Lernaufgabe.

Als Kind, lange vor Mozzarella mit Tomaten, war meine Lieblingsspeise Spaghetti mit Staubzucker. Am liebsten vor dem Schlafengehen. Mir stand eine anstrengende Nacht bevor. Solche Nächte habe ich mir abgewöhnt.

Was mich zu einem ganz wichtigen Punkt auf dem Weg zur Langlebigkeit führt. Die meisten Ernährungstipps kreisen um das Was, Wieviel und Wie. Das Wann wird nebenbei bis gar nicht thematisiert. Den eigentlichen Schluck aus dem Jungbrunnen nehmen wir aber, indem wir zu den richtigen Zeiten essen. Und da bin ich noch gar nicht beim Fasten.

Nahrungspausen sind das Um und Auf beim Essen. Die alte Faustregel vom üppigen Frühstück, dem kohlenhydratreichen Mittagessen und dem proteinhaltigen Abendessen ist von den Nährwerten her richtig. Von den Essenszeiten her ist es völlig übertrieben. Mit drei Mahlzeiten ist der Tag mit Essen überfüllt. Die Pausen dazwischen sind völlig unzureichend. Je kleiner das Zeitfenster ist, in dem überhaupt Nahrung aufgenommen wird, desto besser.

Ich persönlich versuche, meine Ernährungsphase am Tag kurz zu halten, indem ich vorne und hinten ein paar Stunden abschneide. Der Vormittag und der Abend sind kalorienfrei. Dazwischen bleiben ein paar Stunden, in denen ich esse. Früher einmal am Tag. Heute zweimal. Mit diesen zwei Mahlzeiten komme ich in dieser kurzen Zeit sehr gut aus. Ernährungsberater schreien auf, weil der Körper glaubt, dass eine Hungersnot ausgebrochen ist. Der Körper würde alles, was dann reinkommt, erst recht für die dürren Tage speichern. Möchte jemand nicht nur gesund leben, sondern auch ein paar Kilo abnehmen, könne er diese Methode vergessen. Und die Neurologen schreien auf, weil diese Art der Ernährung unter Radikaldiät fällt, die die Muskeln und das Gehirn schädige. Es gibt viele Blickwinkel, unter denen man die Sache sehen kann.

Meine Erfahrungen sind allerdings eindeutig. Mahlzeiten auszulassen, nimmt dem Körper Arbeit ab. Je weniger Nahrung wir nachschieben, desto mehr Zeit hat der Organismus, sie zu verarbeiten. Zusätzlich dazu geben wir dem Körper zumindest eine kleine Chance auf Autophagie, denn manchmal sind sogar schon 16 bis 20 Stunden genug, um etwas Schrott in den Zellen abzubauen.

ESSEN AUF EINEN BLICK

- Vierzig Jahre im Leben wenig Fleisch. Wenn Sie zwischen 25 und 65 Jahre alt sind, reduzieren Sie tierische Proteine.
- Essen Sie mehr Hülsenfrüchte. Sie enthalten pflanzliche Proteine, die Ihr Körper gut verwerten kann.
- Lassen Sie den Sonntagsbraten wieder aufleben. Essen Sie Fleisch nicht öfter als ein-, zweimal in der Woche.
- Essen Sie mehr gekochtes Fleisch als gebratenes.
- Tarnen Sie das Fleisch mit viel Gemüse und Suppe.
- Meiden Sie Proteinpräparate. Es ist effizienter und billiger, Proteine aus Gemüse, Nüssen und Fleisch zu holen.
- Schauen Sie der mediterranen Küche in die Töpfe und verwenden Sie hochqualitative Öle.
- Fett kann gesund sein, solange man die richtigen Fette zu sich nimmt. Ungesättigte Fettsäuren, wie in Olivenöl oder Fisch, sind gut für unseren Körper.
- Tomaten mit Mozzarella und Olivenöl ist, als würde der Körper Super volltanken. Diese Mahlzeit fördert die Bildung der Ketonkörper und sorgt dafür, dass der Körper nicht mit Zucker überlastet wird.
- Komplexe Kohlenhydrate sind keine schlechten Kohlenhydrate. Führen Sie Vollkornprodukte ein, wo Sie können.
- Pasta nicht aus Weißmehl, al dente gekocht und nicht mehr als etwa hundert Gramm am Tag.
- Weißbrot wurde in einer Studie rehabilitiert. Solange wir es in Kombi mit Olivenöl zu uns nehmen, ist nichts Schlimmes daran.

- Die gesündeste Ernährung gewährleisten Lebensmittel, die zur jeweiligen Jahreszeit in der jeweiligen Region gedeihen.
- Essen Sie in Gesellschaft. So können Sie ein kleines Extra für Ihre Gesundheit tun.
- Trinken Sie ab und zu Rotwein. Das macht Ihr Leben lustiger und könnte für Ihre Blutgefäße gut sein.
- Knoblauch kann den Cholesterinspiegel senken. Wie Zwiebeln schützt er vor Infektionen.
- Prinzipiell gilt bei der Nahrung: je mehr Farben am Teller, desto gesünder ist die Mahlzeit. Ausgenommen natürlich die künstlichen Farbstoffe.
- Kurzes Anbraten von Gemüse im Wok erhält die Nährstoffe.
- Dämpfen und garen sind schonender als Braten und Kochen.
- Süßigkeiten versetzen den Körper in einen Zuckerschock, der Diabetes auslösen kann.
- Zucker hilft dem Wachstum von Tumoren.
- Essen Sie dunkle Schokolade zur Belohnung. Sie enthält ungesättigte Fettsäuren und Antioxidanzien, die Ihrer Gesundheit guttun. Und wenig Zucker.
- Finger weg von Chips und Co., greifen Sie lieber zu Nüssen.
- Lassen Sie Mahlzeiten weg, wo es geht. Jede Essenspause erleichtert dem Körper seine Arbeit.

DAS FASTEN

Fasten ist der Anstoß für den Jungzelleneffekt. Es setzt die Müllmänner in den Zellen in Gang, die das alte, verbrauchte Material entsorgen und junges, unverbrauchtes entstehen lassen. Mit Fasten kommt alles ins Rollen. Wenn man es richtig macht.

Essenspausen sind immer gut. Aber sie sind noch kein Fasten. Das Ein-Tages-Fasten richtet sich nach dem zirkadianen Rhythmus, dem der Körper folgt. Es beginnt nach dem letzten Essen des Tages, dauert eine Nacht, den nächsten Tag und die nächste Nacht bis zum Frühstück des darauffolgenden Tages.

Hat man also zum Beispiel um sechs Uhr abends das letzte Mal gegessen, sind das bis zum nächsten erlaubten Frühstück mindestens 36 Stunden, sofern man gleich um sechs Uhr morgens isst.

Von der Notwendigkeit einer so frühen Mahlzeit sind selbst Spätaufsteher vor dem ersten derartigen Fasttag überzeugt. Die meisten Fastenneulinge rechnen mit dem Heißhunger, kaum dass sie die Augen aufgeschlagen haben. Und sind sehr überrascht. Denn Fasten macht nicht hungrig. Im Gegenteil.

Sofern man sich nicht mutwillig hineinsteigert, sich vor die volle Schüssel mit der Lieblingsspeise setzt und den ganzen Tag hineinweint, weil man sie nicht anrühren darf, ist ein Fasttag sogar die leichtere Art des Lebens. Man fühlt sich gesünder, aktiver und ist meistens auch besser aufgelegt.

Begrüßt man die kleine Fastenzeit zwischendurch wie einen Entlastungstag für den Organismus, an dem er endlich Kehraus machen kann, hält man sie gut durch. Knurrt zum ersten Mal der Magen, sollte man sich freuen. Bald springt die Autophagie an. Sobald sich der Hunger mit einem kleinen Grummeln meldet, wird kübelweise aus dem Jungbrunnen geschöpft.

Man entdeckt auch schnell, dass der Körper nach dem Fasttag weder nach der doppelten Menge Nahrung noch nach deftiger Belohnung schreit. Wieder ist das Gegenteil der Fall. Man ernährt sich plötzlich sehr bewusst, der Körper sagt einem, was er braucht. Das tut er zwar sonst auch, aber da stopfen wir ihm ständig den Mund mit Essen.

Für den Körper ist Fasten dermaßen erfreulich, dass er sich unerwartet schnell daran gewöhnt. Nach zwei Wochen ist das Intervall-Fasten eingelernt, das zeigen unsere Erfahrungswerte.

Wie oft man so einen Fasttag einlegt, ist jedem selbst überlassen. Die einen folgen streng dem Ein-Tag-nichts-ein-Tag-alles-Prinzip, aber das muss nicht sein. Tagesfasten ist gut für den Körper, in welchen Abständen auch immer. Bringt man es nur auf einen Tag in der Woche, ist auch das schon ein Schubs Richtung Verjüngung. Eben ein kleinerer, für manche aber sogar optimal.

Um der Disziplin ein bisschen unter die Arme zu greifen, sollte man mobilisieren, was immer zur Verfügung steht. Zum Beispiel kann das Abnehmen motivierend ins Gewicht fallen. Es ist zwar beim Intervall-Fasten nur eine Nebenerscheinung. Allerdings kommt es niemandem, der ein paar Kilos verlieren will, darauf an, wie man es nennt, wenn einem auf einmal wieder Jeans passen, die seit Monaten ungetragen im Kasten hängen. Nebenerscheinung oder nicht, das Gewicht lässt sich regulieren und halten.

Viele Menschen haben Rückhalt in der Religion, Fasttage sind in fast jedem Glauben verankert. Oder Sie finden Unterstützung bei anderen, schließen sich Gruppen wie der von Bernhard Ludwig an und begeistern Familie oder Freunde fürs periodische Nicht-Essen.

Ein sehr verlässlicher Fastenkumpel ist der Kaffee. Braucht man ihn in seiner Funktion als Wachrüttler, muss man ihm ein bisschen Zeit geben. Zu erwarten, dass gleich mit dem ersten Schluck die Lebensgeister wieder da sind, ist zu optimistisch. Zwanzig Minuten braucht der Kaffee, bis er überhaupt in den Stoffwechsel hineinkommt und zu wirken beginnen kann. Das Hungergefühl lässt sich dafür sofort hinunterspülen, und sei es auch, weil man es sich gut einbildet.

Ich habe viel über Kaffee gelesen, weil er einer meiner Leidenschaften ist. Die Arbeiten, die ihm früher so ein schlechtes Aroma verliehen haben, sind mittlerweile überholt. Ich habe keine sauberen Studien gefunden, die Kaffee als bedenklich ausweisen. Zum Teil konnten viele Erkenntnisse noch nicht berücksichtigt werden, zum Teil arbeitet man heute nach viel moderneren Standards. Jedenfalls kommen immer mehr positive Effekte ans Licht.

Wissenschaftlich unbestritten ist mittlerweile, dass Koffein wach macht. Der schlechte Ruf kam letztlich auch daher, dass Kaffeetrinker oft Raucher sind, was in Studien kaum berücksichtigt wurde. Irgendwann hieß es, Kaffee sei ungesund, bis man feststellte, dass er insgesamt mit einer niedrigeren Sterblichkeit in Verbindung gebracht wird. Man ist sich sogar einig, dass er die Lernleistung fördert und sich positiv auf die Herzfunktion auswirkt. Wer eklatant hohen Blutdruck hat, muss ihn vielleicht nicht kannenweise in sich hineinschütten. Leicht erhöhte Werte wie bei mir vertragen sich mit Kaffee gut.

Fürs Fasten ist er vor allem deshalb interessant, weil er praktisch ohne Limit erlaubt ist. Da gelten keine Regeln außer den eigenen. Ein Kaffee pro Tag hat in biologischer, klinischer und medizinischer Hinsicht keine langanhaltende Wirkung. Die guten Eigenschaften wurden erst nach drei, vier Tassen beobachtet. Bis zu acht Tassen am Tag sieht man immer noch als komplett unproblematisch an.

Was Tee betrifft, muss ich den strengen Biologen geben: Tee ist tatsächlich nur das, was von der Teepflanze kommt. Schwarz, grün oder weiß. Hibiskus - , Rooibos- oder Früchte- Tee ist kein Tee. Das sind Heißgetränke, sie schmecken marginal süß und könnten im Körper schon wieder die Hoffnung auf Nahrung aufkommen lassen. Selbst Kräutertee hat ein paar zerquetschte Kalorien. Damit sind sie bereits Kohlenhydrate, die den Stoffwechsel modulieren. Es geht hier um winzige Botschaften.

Verschwenderisch darf man beim Fasten mit Wasser umgehen. Sofern man das will. Die Warnungen, dass man zigmal mehr trinken muss als sonst, sind allerdings übertrieben. Wichtig ist, dem Körper ausreichend zu trinken zu geben. Er befindet sich plötzlich in einer anderen Stoffwechselaktivität, in der auch die Entgiftung eine große

Rolle spielt. Aber zwei Liter am Tag reichen da völlig aus. Außer man schwitzt viel. In diesem Fall wird man aber vermutlich von selbst mehr trinken.

Die richtige Menge Flüssigkeit an Fasttagen ist lange ein Thema gewesen. Heute wissen wir: Es gibt keine wissenschaftliche Evidenz, dass viel trinken etwas bringt. Die Nieren brauchen nicht mehr Wasser, um Gifte aus dem Körper zu schwemmen, sie regulieren das ganz gut mit der üblichen Menge. Schüttet man mehr Wasser nach, scheidet der Körper es über den Schweiß aus. Er hat nur eine gewisse Speicherkapazität.

Ein Zuviel kann sogar dazu führen, dass man zu viele Mineralien aus dem Körper spült. Zu viel Salz zu verlieren, kann schädlich sein.

FASTEN AUF EINEN BLICK:

- Fangen Sie gar nicht erst mit dem Essen an.
- Süßstoff hat zwar keine Kalorien, ist aber ein Signal, dass bald mehr Nahrung in Aussicht steht. Es kann sein, dass sich die Autophagie nicht einschaltet und die Zellverjüngung nicht stattfindet.
- Klare Suppe ist Essen und daher tabu.
- Kaffee aktiviert Autophagie und ist daher erlaubt. Schwarz und ungesüßt.
- Koffein putscht auf. Der Körper braucht solche Ausnahmesituationen. Es ist eine Art kleines Ersatzmittel dafür, dass wir nicht mehr von Löwen gejagt werden.

- Für alle Kaffee-Muffel: Sport geht auch.
- Zwei Liter Wasser am Tag reichen völlig aus.
- Trinken Sie, wenn Sie Durst haben.
- Zu viel Flüssigkeit schwemmt Salz aus dem Körper.
- Fasten ist an sich keine Methode zum Abnehmen, aber man verliert überflüssige Kilos, weil man insgesamt weniger isst.
- Spermidinreiche Kost täuscht dem Körper das Fasten vor. Rezepte dazu finden Sie im Anhang.
- Passen Sie Ihr Fasten-Tempo an Ihre Ziele und Ihren Lebensstil an.
- Planen Sie Ihre sozialen Verpflichtungen Ihrem Fastenplan entsprechend. Unternehmen Sie ab und zu etwas anderes mit Ihren Freunden, als nur Essen und Trinken.
- Wenn Sie mal das Fasten für einen Tag abbrechen müssen, seien Sie nicht zu hart zu sich selbst. Denn es ist nicht wichtig, was man zwischen Weihnachten und Silvester macht, sondern das was man zwischen Silvester und Weihnachten tut.
- Fasten und Sport sind gute Partner. Generell führt Fasten zu einem Bewegungsdrang, der in uns evolutionär verankert ist.
- Fasten kann zu einem spezifischen Mundgeruch führen. Das sind die Ketonkörper, die man riecht. Achten Sie deswegen extra auf Ihre Mundhygiene.
- Wenn Sie krank sind, hören Sie auf zu fasten. Ihr Körper braucht bei einer Infektion genug Kraft und Energie, um den Erreger zu bekämpfen.

- Bei chronischen Erkrankungen kann das Fasten positive Wirkungen auf deren Entwicklung haben. Konsultieren Sie Ihren Arzt, bevor Sie etwas auf eigene Faust ausprobieren.
- Übertreiben Sie das Fasten nicht. Ihr Körper braucht Nahrung, Vitamine, Mineralien und Kalorien.
- Verwechseln Sie Appetit nicht mit dem Hungergefühl. Das sind zwei unterschiedliche Paar Schuhe.
- Hören Sie auf Ihren Körper.

DER LEBENSSTIL

Anti-Aging ist ein Stichwort, bei dem wir immer auf andere hoffen. Auf die Kosmetikindustrie mit ihren teuren Cremes, auf die Pharmakonzerne, auf die guten Gene von den Eltern oder auf das Glück. Seltsamerweise ist Letzteres noch das Verlässlichste.

Ein glückliches Leben ist eine gute Chance auf ein längeres Leben, und glücklich ist der Mensch meistens, wenn er nicht allein dasteht. Wobei das nicht unbedingt auf eine Partnerschaft abzielt. Singles können sich mit einer großen Familie, einem Kreis wirklich guter Freunde oder in einer Wohngemeinschaft genauso wohl fühlen. Es ist die Einsamkeit, die am Lebenswillen nagt und sich von Lebensjahren ernährt.

Trotzdem ist Anti-Aging keine Aufgabe, die wir zur Gänze anderen zuschieben müssen. Ganz und gar nicht. Wenn wir mit unserem Lebenswandel ständig dagegen arbeiten, kann von außen kommen, was will, es wird tendenziell nicht so gut greifen.

Ich rede da nicht bloß von Zigaretten, die uns laut mehreren Studien 10 bis 15 Jahre kosten können. Ich rede auch nicht von Alkoholmengen, wie man sie Rockstars und Schriftstellern nachsagt. Alkohol ist in überschaubaren Mengen sogar ein Förderer der Langlebigkeit, behaupten manche Wissenschaftler.

Wer ein Bier am Tag trinkt, soll länger leben als jemand, der gar nichts trinkt. Wer ein Glas Rotwein am Tag trinkt, lebt wiederum länger als jemand, der ein Bier am Tag trinkt. Wer einen Schnaps am Tag trinkt, darf sich keine Vorteile erhoffen.

Allerdings gibt es einige Wissenschaftler, die diesen Daten nicht trauen. Oft sind in die Statistiken auch Menschen miteinbezogen, deren Alkoholkonsum von ganz anderen Dingen abhängt als von der freiwilligen Entscheidung, ob man sich ein Bier einschenkt oder nicht.

Zum Beispiel tauchen in diesen Untersuchungen mitunter Menschen auf, die an Krebs leiden und deswegen keinen Alkohol trinken. Ich denke, dass es darunter etliche gibt, die viel darum geben würden, mit einem guten Rotwein auf ihre Gesundheit anzustoßen. Sie erscheinen in der Statistik als Nicht-Alkohol-Trinker, deren früherer Tod die Statistik insofern fälscht, als er nicht dem abstinenten Leben, sondern ihrer tödlichen Krankheit geschuldet ist.

Berücksichtigt man solche Unschärfen, haben doch die Menschen die besten Aussichten, die überhaupt keinen Alkohol trinken. Es gab Versuche, diese Daten zu bereinigen, aber so etwas geht nicht von heute auf morgen. Ich bin trotzdem der Meinung, dass Genuss das Leben verlängert. Genuss ist unweigerlich Freude, und ohne Freude funktioniert Anti-Aging nicht.

Es geht also offenbar darum, eine Balance zu finden, und nicht nur zwischen Vergnügen und Vernunft. Stichwort: Work-Life-Balance.

Wenn wir viel arbeiten, ist der Stresspegel weit oben, trotzdem geht es uns gut. Wir bleiben gesund, weil der Körper es sich nicht leisten kann, in diesem Zustand krank zu werden. Dafür, dass wir solche Phasen überstehen, sorgt das Stresshormon Cortisol. Ist der Stress ein Dauerzustand, sollte man nicht die ganze Arbeit dem Cortisol überlassen. Ich zum Beispiel helfe mir mit Meditation.

Oft genug fällt mir dabei auf, wie weit wir uns durch unsere Entwicklung von der ursprünglichen Lebensweise des Menschen entfernt haben. Manchmal denke ich dann an Menschen in einem afrikanischen Dorf, die vier Stunden am Tag arbeiten und ein, zwei Tage pro Woche zum Ausruhen haben. Sie sind mit ihrer Work-Life-Balance von 20 bis 25 Stunden Arbeit in der Woche glücklich.

Ich will jetzt nicht völlig unterschiedliche Kulturen miteinander vergleichen. Ich bin mit meinen 50 bis 60 Arbeitsstunden in der Woche genauso glücklich, weil ich das Privileg habe, in einem Beruf zu arbeiten, der mich erfüllt. Aber mitunter gibt es mir zu denken, dass anderswo das Wort für Arbeit im Vokabular fehlt. Den Begriff gibt es nicht, weil die Arbeit unter Leben fällt. Egal, ob sie mühsam ist oder nicht. Sie hat keine Sonderstellung. Sie gehört einfach dazu. Jeder trägt etwas zur Gemeinschaft bei. Ja, das sind Gedanken, die einem in den Sinn kommen, während man den Stress mit Meditation besänftigt.

Zu viel Besänftigen tut uns allerdings auch nicht gut. Ständige innere Ruhe kann man auch mit Trägheit verwechseln, und die hat so gar keinen Verjüngungseffekt. Neue Erkenntnis ist das keine. Wer rastet, der rostet, ist ein uraltes Sprichwort. In der Übersetzung für uns heißt das, sich dreimal in der Woche eine halbe Stunde lang zu bewegen.

Wer sogar diese dreißig Minuten dreimal wöchentlich nicht findet, kann sich auf die Erkenntnisse aus dem 21.

Jahrhundert freuen. Wissenschaftler vom Massachusetts Institute of Technology (MIT) zeigten, dass sogar drei Minuten Training am Stück und nur einmal wöchentlich die Blutgefäße, das Herz und unseren Stoffwechsel länger jung halten. Dafür muss man dann das sogenannte High Intensity Cardio Training machen. Das heißt zum Beispiel, mit voller Kraft am Hometrainer drei Minuten ohne Pause zu trainieren. Also keine 80 Prozent, keine 90, sogar 95 Prozent sind zu wenig. Man muss die vollen 100 Prozent geben. Danach ist man erschöpft. Die große Gefahr dabei sind die Verletzungen. Wenn die technische Durchführung der Übung bei so hohem Krafteinsatz falsch abläuft, spüren das die Gelenke und Sehnen schon nach kürzester Zeit.

Sport ist der Anti-Aging-Klassiker schlechthin. Umso irrwitziger finde ich es, wie da oft noch nachgeholfen wird. Proteinpulver für den schnelleren Muskelaufbau sind aus Sicht der Wissenschaft wirklich bedenklich. Die Forschung zeigt, dass gewisse Aminosäuren in den Proteinen die Lebensdauer sogar verkürzen, wenn man zu viel davon nimmt.

Mit den Mengen an Präparaten, die sich die Jungs im Fitnesscenter einverleiben, geht es leicht den Nieren an den Kragen. Ich habe schon öfter mitbekommen, dass in Umkleidekabinen beinhart auch Steroide gespritzt werden. Das sind heftige Eingriffe in den Organismus, die sich bitter rächen können.

Seinen Körper als Tempel zu sehen, den man pflegen muss, damit ein gesunder Geist darin wohnen kann, ist das eine. Das haben schon die alten Griechen gewusst. Den Tempel zu tunen, ist etwas anderes.

Ich bin sehr dafür, sich mit seinem Körper auseinanderzusetzen. Auf dem Gebiet sind die Frauen den Männern weit voraus gewesen. Derzeit denke ich mir, die Burschen holen da etwas zu rasant auf. Bei jedem Bissen oder Schluck eine wilde Kalorienrechnerei in Gang zu setzen, ist die Art Extremismus, die ich für ungesund halte. Es sollte kein Anlass für lange Überlegungen sein, ob man heute noch einen Kebab essen und ein Bier trinken soll, wenn man einen Kebab essen und ein Bier trinken will. Und wenn man sich ein zweites Bier deshalb verbietet, weil man schon den ganzen Kebab weggeputzt hat, vermiest man sich das erste Bier genauso wie den Kebab.

Nichts gegen ein Sixpack. Ich würde das Geld für kuriose Präparate eher in Steaks anlegen. Damit kommt man nicht nur gesünder, sondern auch billiger weg.

Etwas Ähnliches gilt übrigens auch für isotonische Getränke. Die haben bei Sportlern ihren Sinn, weil sie die Elektrolyte ersetzen, die sie rausschwitzen. Durch ein ähnliches Verhältnis der Nährstoffe wie im menschlichen Blut liefern die isotonischen Getränke besonders schnell Zucker und andere Stoffwechselprodukte. Sie zum Lernen oder Arbeiten zu trinken, ist wunderbar, sofern man am Laufband lernt oder beim Arbeiten Hanteln stemmt.

Man braucht aber gar nicht in den Regalen der Energydrinks herumzustöbern, um etwas zu finden, was man sein lassen könnte. Das geht auch im Milchregal. Wissenschaftlich ist es sehr umstritten, wie gesund Milch ist. Im Prinzip ist sie bei Säugern wie dem Menschen dazu da, dass ein kleineres Wesen zu einem größeren Wesen heranwächst. Deshalb ist sie voll mit natürlichen Wachstumshormonen.

Vergleicht man die Wachstumshormone der Kuhmilch mit denen der Muttermilch beim Menschen, stößt man auf große Ähnlichkeiten. Was schon erste Hinweise darauf gibt, dass Milch in der adulten Lebensphase für den Körper gar nicht mehr gut ist. Sie fördert weiterhin das Wachstum, das man gar nicht mehr braucht. Wir trinken Milch, weil sie Kalzium und die guten Proteine enthält. Dafür gibt es aber eine naheliegende Alternative. Im Käse werden Wachstumshormone zum großen Teil von Bakterien abgebaut. Schlüssige Studien zu diesem Thema gibt es nicht. Nicht zuletzt, weil es auf dem Gebiet starkes Lobbying gibt.

Eines der wichtigsten Vitamine heutzutage ist das Vitamin D. Durch unsere Lebensstile und das Arbeiten in geschlossenen Räumen sind wir selten der UV-Strahlung der Sonne ausgesetzt. Die brauchen wir aber für die Aktivierung von Vitamin D in unserem Körper. Mittlerweile wissen wir, dass das Vitamin D eine riesengroße Rolle bei der Erhaltung der Knochenstruktur spielt. Dazu ist es eine der wichtigsten Zutaten für das gesunde Immunsystem, das uns vor Viren, Bakterien und letztlich vor Tumoren schützt. 15 Minuten gute Sonnenexposition am Tag sollten schon ausreichen. In der Praxis heißt das: An einem sonnigen Tag die Ärmel aufkrempeln und dem Himmel das Gesicht zeigen. Nicht ganz leicht im Winter in unseren Breiten.

Die Kosmetikindustrie hat sich dem Anti-Aging mit Haut und Haaren verschrieben. Jung bleiben bedeutet möglichst lange schön auszusehen. Außen, und wenn man da von innen unterstützen kann, gern.

In der Forschung heißt Jungbleiben, die Funktion des Körpers zu erhalten. Innen, und wenn man das von außen sieht, gut.

Natürlich spielt beides zusammen, weil das Äußerste des Menschen, die Haut, ein Spiegel der Gesundheit ist. Geht es der Leber schlecht, kann sie die Schadstoffe aus dem Körper nicht entfernen und dann beschädigen diese die Haut von innen. Arbeiten die Nieren nicht anständig, oder ist zu wenig Wasser im Körper, schaut die Haut schnell wie Pergament aus. Zu viel Sonne verbrennt sie. Zu viel Alkohol versucht der Körper nicht nur über Niere und Leber auszuscheiden, er probiert es auch über die Haut.

Allgemeinmediziner schauen die Haut an und wissen, welche Organe nicht gut arbeiten.

Übrigens gibt es eine Studie, welche Hautcharakteristika an Männern bei Frauen ankommen. In Photoshop wurde ein Filter über die Haut gelegt, und siehe da, ein Gelbstich kam besonders gut an. Es ist ein Zeichen guter Ernährung, weil die Carotine aus Gemüse und Obst sich gut in der Haut anlagern. Die Damen in der Versuchsgruppe fanden die Farbtönung im Antlitz sogar überaus attraktiv. Überspitzt und sehr unwissenschaftlich gesagt, hieße das: Gelbsucht macht geil.

Die Forschung fördert laufend Überraschendes zutage. In Tierversuchen hat sich herausgestellt, dass weniger Testosteron mehr Lebensjahre bedeutet. Ein probates Mittel für die Langlebigkeit des Mannes ist deshalb die Kastration.

Tatsächlich sind die einzigen Menschen, die ein den Frauen vergleichbares Alter erreichen, kastrierte Männer. Allerdings habe ich noch keinen Mann kennengelernt, der sich über diese Alternative gefreut und gesagt hätte: Ja, für sechs Jahre mehr mache ich das jetzt, das ist es mir wert. Weg damit.

LEBENSSTIL AUF EINEN BLICK:

- Miteinander bleibt man länger jung.
- Familie, Lebenspartner, Freunde sind lebendiges Anti-Aging.
- Vergessen Sie nicht auf den Genuss.
- Ein Bier oder ein Glas Rotwein pro Tag schadet nicht.
- Yoga bringt die Dehnung, die man für die Meditation
- braucht.
- Meditation hilft, die Work-Life-Balance in Stressphasen zu halten.
- Verwechseln Sie innere Ruhe nicht mit Trägheit.
- Machen Sie mindestens dreimal in der Woche Sport.
- Optional reichen auch drei Minuten High Intensity Cardio Training pro Woche. Achten Sie nur auf die korrekte Durchführung und darauf, dass Sie wirklich 100 Prozent geben.

- Vergessen Sie nicht die Sonnenexposition. Täglich 15 Minuten an einem sonnigen Tag sind gut für Immunsystem und Knochen.
- Achten Sie auf Ihren Schlaf. Das Thema haben wir hier nicht ausführlich abgedeckt. Wichtig ist, im Durchschnitt sechs bis acht Stunden pro Nacht zu schlafen.
- Vergessen Sie die Snooze-Funktion. Damit zerstören Sie Ihre innere Uhr.
- Wenn Sie die Möglichkeit haben, wohnen Sie nicht direkt an einer stark befahrenen Straße. Der konstante Lärmpegel, an den Sie sich mit der Zeit gewöhnen, tut Ihrem Körper nicht gut.
- Essen Sie keine Kohlenhydrate vor dem Schlafengehen. Dadurch bringen Sie Ihren Körper in Schwung, was seinen natürlichen Tag-Nacht-Rhythmus stört.
- Bleiben Sie aktiv. Bewegung tut Ihrem Körper gut.

DER SELBSTVERSUCH
ERZIEHE DEINEN KÖRPER

Der Mensch ist ein wissbegieriges Wesen. Er ist neugierig, aber mittlerweile prasseln so viel Informationen auf ihn ein, dass er mindestens genauso misstrauisch ist. Wir wollen nicht mehr alles glauben. Wir können nicht mehr alles glauben. Manchmal muss man auch nicht alles glauben. Es gibt Dinge, die lassen sich nachprüfen. Ausprobieren. An sich selbst testen.

Citizen Science lautet das Stichwort. Offene Wissenschaft. Interessierte Laien helfen der Forschung, sammeln Daten, notieren Beobachtungen, liefern Zwischenergebnisse. Obwohl mir dieser Zugang ausgesprochen gut gefällt, wandle ich das Prinzip hier ein bisschen ab. Die Wissenschaft muss nicht unbedingt profitieren. Der Laie darf sein Interesse ganz für sich behalten.

Dafür habe ich zehn Experimente zusammengestellt. Unter dem Motto: Das Forschungsprojekt bin ich. Ich bin der Wissenschaftler in meinem Körper.

Das Gebiet der Langlebigkeitsforschung ist wie dafür geschaffen. Jeder ist davon betroffen. Jeder kann da mitreden. Es geht um Ernährung. Es geht um Lifestyle. Damit ist jeder von uns jeden Tag beschäftigt. Der Unterschied ist nur, dass man sich jetzt dabei beobachtet.

EXPERIMENT EINS: EINEN TAG FASTEN

Es klingt so läppisch. Einen Tag fasten. Was ist schon dabei? In stressigen Zeiten mag es schon einmal vorgekommen sein, dass man einfach nicht dazugekommen ist, irgendwas außer Kaffee in den Magen zu bekommen. Das hat man auch überlebt.

Und doch.

Es klingt so bedrohlich. Einen Tag fasten. Womöglich ist man zu Mittag schon bewusstlos. Na ja, vielleicht noch nicht zu Mittag. Aber der Körper hängt sicher kraftlos in den Seilen, und irgendwas soll ja auch im Gehirn passieren, wenn die Energiezufuhr von außen abgeschnitten ist.

Ich kenne sie alle, diese Gedanken, man unterhält sich ja mit den Leuten über das Fasten, wenn man sich hauptberuflich damit beschäftigt. Ich weiß, zu welcher Ewigkeit diese 24 Stunden anwachsen, wenn das Fasten noch Theorie ist. Als begäbe man sich auf eine Reise mit einem unbekannten Ziel, für das es keine Ankunftszeit auf dem Navi gibt. In Wahrheit gibt es nicht einmal ein Navi. Ich weiß, wie zögerlich der Mensch sich durchringt. Als gäbe es ab jetzt für den Rest des Lebens keine Mahlzeit mehr.

Genau deshalb rate ich: nicht denken, einfach anfangen.

Wobei es so eine Sache ist, dieses Anfangen. Wie beginnt man, etwas nicht zu tun?

In einen Fasttag startet man wie in jeden anderen. Aufstehen. Ins Bad gehen. Anziehen. Sollte jetzt normalerweise das Frühstück folgen, begnügt man sich mit einem Kaffee. Schwarz. Und ohne Zucker. So viel ist jedem klar. Dass aber auch Süßstoff tabu sein sollte, überrascht die Leute immer wieder.

Süßstoff hat zwar weder Kalorien noch sonst etwas, das irgendwie mit Nahrung zu tun hätte. Aber er signalisiert dem Körper: Hier kommt Süßes. Schon stellt sich das Hirn auf Essen und den dazugehörigen Energieschub ein, und der Arbeitstrupp mit den Startfahnen für die Autophagie ist verwirrt. Sollen die Flaggen nun fallen oder nicht? Darf die zelluläre Müllabfuhr loslegen oder nicht? Das Ganze geht nicht spurlos am Stoffwechsel vorbei, und schon ist der Versuch nicht ganz sauber und Fasten nicht mehr wirklich Fasten. Also: kein Süßstoff.

Auch wenn man sich noch so viel Zeit nimmt für diesen ersten Kaffee des Tages, ist das flüssige Frühstück doch schnell erledigt. Genau jetzt sollte sich der erste handfeste Vorteil eines Fasttages bemerkbar machen: Man hat mehr Zeit.

Früher als sonst startet man los, sofern man nicht zu den Menschen gehört, die sich die ersten Kalorien des Tages im Laufschritt zum Bus, im Auto oder auf sonst eine fliegende Art einverleiben. Gleichgültig, ob man der spartanische Frühstückstyp ist, der sich im Stehen verköstigt. Oder der Gemeinschaftsesser, der lieber früher aufsteht, um den Tag in bester Gesellschaft, aller Ruhe und mit kleinen Leckerbissen angehen zu lassen. Oder der Liebhaber der großen Frühstückszeremonie, der morgens wie ein König speisen will. Völlig egal. Die Zeit hat man sich gespart.

Deswegen ist es mein Tipp, den ersten Fasttag auf einen Arbeitstag zu legen. Montag ist perfekt, um etwas Neues zu starten. In den meisten Fällen geht die Woche rasant an. Es ist genügend zu tun, um nicht ständig in sich hineinzuhorchen, ob da schon was grummelt, gluckst oder knurrt im Magen.

Ich persönlich liebe Montage und nutze sie gern als Fasttag. Montagshasser können auch auf den Dienstag ausweichen. Oder Mittwoch, warum nicht? Donnerstag, auch recht.

Freitag ist dann schon wieder weniger günstig. Die Freitage haben so eine seltsame Halbwertszeit. Sie sind die Zwitter unter den Wochentagen. Halb Werktag, halb Wochenende. Irgendwann am Nachmittag schlägt die Stimmung um. Man findet sich im Freizeitmodus wieder. Und der ist plötzlich gar nicht mehr so geeignet für das Unternehmen Fasten. Einen Samstag würde ich für Neulinge erst recht als Herausforderung einstufen, wobei der einzige Gegner man selber ist. Und faule Sonntage sind überhaupt die schwierigste Hürde. Faulenzen und diszipliniert sein sind ganz natürliche Feinde.

Bleiben wir also bei einem der reinen Werktage, an denen man sich mit dem Fasten viel Zeit spart.

Kein Frühstück: 20 Minuten

Kein Einkauf: 40 Minuten

Keine Essensvorbereitungen: 40 Minuten

Kein Abendessen: 50 Minuten

Keine Küchenarbeit: 30 Minuten

Gesamt: 180 Minuten

Drei Stunden mehr als man an anderen Tagen für sich hätte. Drei Stunden, das sind fast zwei Spielfilme; ein ausgedehnter Spaziergang mit dem Hund; ein Schaufensterbummel; zehn Partien Billard; mehr Zeit sich Kinder anzuschaffen oder auch nur mehr gesunder Schlaf vor Mitternacht.

Einen kleinen Teil dieser drei Stunden sollte man investieren, um zu schauen, wie es einem geht. Zum Beispiel:

Wann hat sich das erste Hungergefühl gemeldet?

Wie war es, als alle anderen Mittagessen gegangen sind?

Haben mir irgendwann die Knie gezittert?

Hat das Wasser öd geschmeckt?

Habe ich ständig ans Essen denken müssen?

Ist mir irgendwann schlecht geworden?

Habe ich mehr Pausen gebraucht?

Habe ich allen mein Vorhaben verkündet, um es ja durchzuhalten?

Habe ich es für mich behalten?

Habe ich mich müde gefühlt?

Oder war vielleicht alles ganz normal?

Es kann sein, dass es unter den Kollegen, Mitarbeitern, Freunden, Bekannten, vielleicht sogar in der Familie schon Erfahrungen mit dem Fasten gibt. Das bedeutet, dass es an Tipps und Ratschlägen nicht mangelt. So wenig beim Fasten aktiv zu tun ist, so viel lässt sich darüber reden, wie man es am besten anpacken sollte. Wer es nicht tun muss, weiß offenbar am besten, wie es geht. Das kann ein bisschen lästig sein. Aber spätestens in 24 Stunden ist man in der Lage, sich zu rächen. Dann ist man selbst der Fastenexperte und kann den anderen auf die Nerven gehen.

Interessant ist, dass jeder mit seiner Theorie irgendwie recht hat. Im Körper mag sich bei allen das Gleiche abspielen, im Kopf aber nicht. Was der eine als Wohltat empfindet, kann sich bei anderen wie Schwerarbeit anfühlen. Wer abnehmen will und sich täglich damit herumschlagen muss, was er essen soll, was er essen darf und was er essen will, wird es für einen Segen halten, sich einmal gar nichts überlegen zu müssen. Wer sich mehr Lebenszeit erfasten will, wird motiviert sein, braucht aber einen langen Atem. Er muss auf seine Belohnung warten, und zwar je länger desto besser. Wer einfach neugierig ist, wird den Tag spannend finden. Und wer nicht wirklich davon überzeugt ist, wird vielleicht sogar abbrechen.

Für alle miteinander können ein paar Basics helfen:

Heute gibt es nur Kaffee und Wasser. Wer Hunger hat, denkt nicht an einen Schweinsbraten, sondern spaziert zur Kaffeemaschine und drückt sich einen Mokka herunter. Den kann man ruhig im Stehen trinken.

Insbesondere im Büro braucht der Körper heute möglichst viel Abwechslung. Das Einzige, was noch schlimmer ist, als lang zu sitzen, ist lang am Stück sitzen. Deshalb sollte man zwischendurch immer wieder ein, zwei Minuten aufstehen und eine Runde um den Schreibtisch drehen.

In der Mittagspause schadet es auch nicht, eine Dreiviertelstunde um den Häuserblock zu marschieren. Bei annehmbarem Wetter holt man sich auf die Art sogar etwas Vitamin D. Man hat ohnehin nichts anderes vor. Und so nebenbei sind Ortswechsel auch ein Wundermittel für die Effizienz beim Arbeiten. Apropos Vitamine: Einen Tag lang kommt man bestens ohne aus.

Überhaupt: Beim Fasten gibt es kein Schummeln. Ein bisschen fasten gibt es so wenig wie ein bisschen schwanger, ein bisschen reich oder ein bisschen tot. Die Methode, ich faste heute, ich esse nur einen Müsliriegel, ist kein Fasten. Ein Smoothie – kein Fasten. Ein einziger Kaugummi – kein Fasten. Die geringste Menge Nahrung fühlt sich zwar nicht so an, aber sie bedeutet Essen. Einmal ganz abgesehen davon, dass das sofort das Fastengefühl ruiniert. Sobald man etwas isst, hat man Hunger und kann sich kaum beherrschen, den Kollegen ihre Jausenbrote zu klauen. Beim Fasten dagegen hat man keinen Hunger.

Seltsamerweise kann ich das betonen, so oft ich will, es wird immer noch versucht zu feilschen. Bitte, nur einen Fingerhut Fruchtsaft. Schau, ein Bissen Vollkornbrot wird schon nicht schaden, ist doch so gesund. Also gegen ein Salatblatt kann doch nun wirklich nichts einzuwenden sein. Schau, ein winziges Radieschen, was kann das anrichten.

Insbesondere von der Aussicht auf eine klare Suppe kann sich keiner so leicht losreißen. Das sei nun wirklich kein Essen. Doch. Klare Suppe ist nur beim Heilfasten erlaubt, das über eine Woche und mehr praktiziert wird. Beim Intervall-Fasten hat sie nichts im Magen zu suchen. Er bleibt leer. Ausnahmslos. Als Wissenschaftler bin ich für saubere Experimente. Nur so sieht man, wie es einem dabei geht.

Wie viel Wasser jeder braucht, ist unterschiedlich. Wer ansonsten seine zwei bis zweieinhalb Liter trinkt, hält das ruhig weiter so. Nicht zu essen, heißt nicht, dass man deshalb umso mehr trinken muss. Letztendlich schwitzt man ja nicht mehr als sonst, und die Temperatur ist fast gleich wie am Tag davor. Für das Aufräumen unserer Zellen brauchen wir nicht mehr Wasser als sonst.

Irgendwann ist auch dieser Tag zu Ende. Wer bis hierher durchgehalten hat, wird üblicherweise mit gutem Schlaf belohnt. Sollte sich kurz davor eine leichte Gier auf einen Teller Pasta einschleichen, ist das ein Spaß, den sich die Psyche leistet. Wer genau in sich hineinhört, ortet keinen Hunger.

Der Grund, warum wir nicht glauben können, einen Tag völlig ohne Essen auszukommen, ist reiner Luxus. Unser Körper ist verwöhnt, weil immer Nahrung vorhanden ist. Mein Rat ist, diese Extravaganz einfach zu ignorieren und nicht mit sich selbst um Essen zu feilschen. Wir würden uns dabei nur wie ein weinendes Kind aufführen, das hier und jetzt ein Spielzeug haben will. Irgendwann hört es auf zu weinen und gleich darauf hat es das Spielzeug vergessen. So ist es auch mit dem Essen an Fasttagen. Deshalb: Erziehe deinen Körper.

Das Experiment endet am nächsten Tag. Mit einer Rückschau. Wann immer sich dafür Zeit findet, notiert man sich, wie sich der erste Tag Fasten angefühlt hat. Vor allem drei Fragen sind zu beantworten:

Habe ich es geschafft?

Wie habe ich es geschafft?

Könnte ich es noch einmal schaffen, vielleicht nächste Woche?

Zuletzt muss ich noch eine kleine Warnung aussprechen. Es könnte nämlich sein, dass sich gewisse Nebenwirkungen bemerkbar machen. Zum Beispiel Bewegungsdrang. Allgemein scheint ja die Annahme zu gelten, dass man sich nach einem Tag Fasten kaum noch auf den Beinen halten kann. Im Gegensatz dazu kann es durchaus sein, dass man sich für eine halbe der drei gewonnenen Stunden die Laufschuhe anzieht und sich wundert, welche Ausdauer einen begleitet. Kein Grund zur Sorge, das ist kein fehlgeleiteter Impuls, der unbedingt unterdrückt gehört. Dem darf man ruhig nachgeben. Wenn wir das von Natur aus nicht aushalten könnten, dann wären wir längst ausgestorben.

EXPERIMENT ZWEI: DIE MEDITATION

Meditation ist geistiges Futter für die jungen Zellen. Das ist vielen nicht bewusst. Man kennt Meditation als Möglichkeit, um Körper, Geist und Seele zu verbinden und in sich hineinzuhören. Aber sie kann noch mehr.

Meditation ist in vielen Religionen und Kulturen spirituelle Praxis. Obwohl viele sie schon lange in den Alltag eingebaut haben, ist sie bei uns immer noch als fernöstliche Tradition abgespeichert. Allerdings hat sich das mittelalterliche Christentum ihrer in den sogenannten geistlichen Übungen ganz genauso bedient.

Kirchen sind übrigens kein schlechter Platz zum Meditieren, dort wird es nur Beten genannt. Selbst wenn ich als Atheist in einer Kathedrale sitze, einem Priester zuhöre und das Licht beobachte, das durch die geschliffenen Buntglasfenster fällt, schalte ich alles rund um mich aus und ich verschwinde in meinen Gedanken. Der Singsang des Gebets ähnelt den hallenden, akustischen Reizen, die einen Yogi beim Meditieren umgeben. Es beruht auf demselben Prinzip.

Es sind die tiefen Frequenzen, die uns bei der Meditation helfen, nie die hellen, hohen, schrillen Töne. So funktioniert auch das Om beim Yoga. Es wird nicht gekreischt, es kommt tief aus dem Körper.

Solche Geräusche verbinden uns mit der Natur. Das Rauschen eines Ozeans. Das Singen des Windes. Tief, konstant und beruhigend. White Noise nennt man sie. In Studien hat sich gezeigt, dass solche Töne die Schlafqualität erhöhen. Für den Menschen sind sie besser als die absolute Stille, weil unser Gehirn ein gewisses Tempo, einen gewissen Pegel braucht, um ruhig zu bleiben.

Viele glauben sogar, dass uns das weiße Rauschen deshalb so berührt, weil wir es im Mutterleib gehört haben. Auch wenn wir uns nicht mehr bewusst daran erinnern, es erscheint uns als nahes, heimeliges Geräusch. Eines, bei dem man sich gut auf sich selbst konzentrieren kann.

Wobei Konzentration fast schon zu viel ist. Fokus auf nichts, das ist Meditation.

Meditation ist nichts, was man von heute auf morgen kann. Hinsetzen, Blick nach innen, Erleuchtung. Solche Drei-Punkte-Anleitungen beherrschen unsere digitale Welt. Die Welt, die wir in uns tragen, funktioniert nicht nach den Regeln des schnellen Lebens draußen. Zur Meditation muss man sich Zeit nehmen. Das ist wahrscheinlich die schwierigste Übung daran. Sich so weit aus dem Verkehr zu ziehen, dass man in einen ruhigen Zustand kommt und sich ohne Ablenkung ein paar Fragen stellen kann: Wer bin ich? Was mache ich? Wie mache ich es? Was bin ich als Mensch? Was sind meine Ziele?

Ich möchte jetzt nicht allzu esoterisch daherkommen, aber diese Selbsterkenntnis ist etwas, das gerade beim Fasten extrem hilft. Dort geht es darum, ein Gefühl für den eigenen Körper und dazu noch den Kopf frei zu bekommen.

Wenn ich den Unterschied zwischen richtigem und bloßem Heißhunger fühlen kann, weiß ich am nächsten Tag, was Appetit und was Hunger ist. Da darf ich Bernhard Ludwig zitieren, der diesen Unterschied in einer von seinen Studien eingeführt hat: Appetit ist, wenn ich Lust auf Essen habe. Hunger ist, wenn ich das Essen unbedingt brauche.

Diese Gefühle auseinanderzuhalten, gelingt im Alltag kaum. Der Stress lässt uns weder Zeit noch Ruhe, unseren Körper zu beobachten und herauszuhören, was er uns wirklich sagt. Wir brauchen einen Übersetzer. Die Meditation ist eine famose Dolmetscherin.

Allerdings muss man ihr schon eine angemessene Bühne bieten. Sie setzt sich nicht in jedes Hinterzimmer und sprudelt unsere inneren Geheimnisse heraus. Sie nimmt Platz an einem Ort, wo nach Beginn der Vorstellung keiner mehr hereinplatzen kann. Wie der Billeteur im Theater suchen wir so einen Ort für unseren Plausch zu dritt. Ich, sie und mein Körper, heißt das Stück. Etwas eigen an der Bühne für die Meditation ist es, dass es kein Publikum gibt. Es wird vor leerem Haus gespielt.

Man muss sich ungestört, vor allem aber auch sicher fühlen in diesem Raum, besonders beim ersten Mal. Die Umgebung sollte vertraut sein, immerhin hat man die Augen zu. Auch wenn man beim Meditieren nicht herumgeht, ist das Gefühl doch ähnlich. Zwei, drei Schritte kriegt man hin, dann beginnt die Unsicherheit. Deshalb ist dieser sichere Ort für die meisten irgendwo zu Hause. Oder man hat Zugang zu einem Institut, Verein oder Atelier, in dem Yogakurse stattfinden. Vielleicht kennt jemand einen Yogi, der Meditationen anleitet. In den wärmeren Jahreszeiten kann man sich auf einen Steg an einen See setzen oder sich auf die Alm zurückziehen. Man kann die Familie ins Kino schicken und sich mitten ins Wohnzimmer hocken. Eigentlich ist nichts zu abwegig und schon gar nichts verboten. Ich zum Beispiel meditiere oft im Stehen unter der Dusche. Für mich hat das Wasserrauschen etwas sehr Rhythmisches. Irgendwie kann ich dabei gut in mir selbst verschwinden.

Die ganze Welt ist also eine Bühne. Egal, wo es gelingt, Zuschauer auszusperren und Zaungäste fernzuhalten. Jede Stimme, die nicht die innere ist, wird ignoriert. Man hört den eigenen Körper einfach nicht, wenn andere dazwischenplappern. Es ist wie bei einer Party. Musik, Hintergrundgeräusche, Menschengemurmel. Ohne mich rasend anzustrengen, kann ich mithören, was zwei Meter neben mir an der Bar passiert. Dann höre ich aber nicht mehr, was mir mein Kumpel erzählen will. Oder ob mich die nette Dame interessieren könnte, die sich gerade für mich zu interessieren beginnt. Vielleicht gesteht sie mir ihre verrücktesten Wünsche und will gerade wissen, ob ich sie nicht erfüllen möchte. Und mein Ohr hängt zwei Meter weiter an den Lippen zweier Wildfremder. Die Chance ist so gut wie vertan. Im letzten Moment schnappe ich etwas auf, das wie ein »Schade« klingt. Jetzt höre ich doch zu. Bei einer Party schaffen wir es, Musik, Hintergrundgeräusche und Menschengemurmel rund um uns herum zu registrieren.

Und ausgerechnet auf uns selbst wollen wir nicht hören. Absurd.

Die Achtsamkeit geistert durch sämtliche unserer Lebensbereiche. Auf sich selbst achten. Sich respektieren. Sich als die wichtigsten Akteure im eigenen Leben sehen. Die Welt kann mit oder ohne Slaven existieren. Aber Slaven kann nicht existieren, ohne dass es Slaven gibt. Das klingt verdammt egoistisch. Ist es aber nicht. Weil es Millionen von Leben gibt, mit denen es sich genauso verhält. Wenn das eine kritische Masse erreicht, verändert das auch die Welt.

Ja, so kann es einem gehen beim Meditieren. Auf einmal ist man mit einem Bein in der Philosophie. So weit wollen wir gar nicht kommen bei unserem Experiment Nummer zwei. Es genügt vollkommen, wenn wir unseren Körper verstehen, wenn er sagt, ob er wirklich hungrig ist. Oder nur einen Gusto hat.

Vielleicht hilft meine Art der Meditation als kleine Anleitung, und ich rede jetzt nicht von der in der Dusche. Meine Bühne für meine Dolmetscherin befindet sich direkt vor einer Musikanlage. Ich drehe das Licht ab, setze mich hin und suche die passende Musik.

Ich habe eine sehr interessante Beziehung zur Musik, sowohl als Musiker als auch als Zuhörer. Ich höre Raum und ich höre Farben. Musik übertönt meine Gedanken, sie knipst sie richtig aus. Ich bin nur Ohren. Mund und Augen halte ich mir quasi zu, wie zwei der drei berühmten Sanbiki No Saru Affen. Ich habe nur noch einen Sinn zur Verfügung. Das Hören. Musik macht mich sozusagen zum Affen.

Trotzdem ist es eine gute Übung für alle, die ihre Sinne stärken wollen. Sich nur auf einen einzigen zu konzentrieren. Ihm eine Wiese zu geben und ihn laufen zu lassen. Das stärkt das Gehör, den Geruchssinn, die Augen. Menschen, die nicht sehen, hören oder sprechen können, müssen ihre anderen Sinne zwangsweise auf diese Art trainieren.

Ich wollte einmal Musiker werden, deshalb habe ich gelernt, analytisch und emotional zu hören. Ich habe in meinem Leben viermal geweint, und immer war Musik der Grund. Sie kann mich in völlig andere Ebenen versetzen. Zuletzt war es ein sauberes Glücksgefühl. Ich flog zurück von einem Urlaub in Kenia. Ich war zum ersten Mal in Afrika, saß im Flugzeug und hörte einen Song. Sehr aufgeladen mit diesem afrikanischen Flair. Trommeln, aber durchaus rockig, mit Synthesizer, eine schöne Stimme. Es war wie »König der Löwen« im 21. Jahrhundert. Unter mir die afrikanische

Kontinent. Neben mir die aufgehende Sonne. In mir das Gefühl, die Welt, den Urlaub, den neuen Kontinent sozusagen aus der Außenperspektive zu betrachten und das mit diesem akustischen Signal zu verbinden. Und da habe ich eine Träne gespürt. Das heißt für mich schon weinen. Mehr als zwei Tränen habe ich noch nie hervorgebracht. Das Weinen, das ich meine, spürt man im Herzen, das dann plötzlich mehr ist als eine Pumpe. Es geht auf. Es ist ein befreiendes Gefühl. Das schafft bei mir die Musik. Sie kann so viel kommunizieren, die Kraft genauso wie das Sanfte im Leben.

Was der Meditation so gar nicht zuträglich ist, ist die Erwartungshaltung. Die Neugier auf das, was gleich passieren wird. Ich kann es vorwegnehmen: Es passiert vorerst gar nichts. Je mehr man versucht, an nichts zu denken, desto mehr werden die Gedanken erst recht vorbeiflitzen. Die Kunst ist, sie flitzen zu lassen. Keinen davon aufzugreifen. Sich von ihnen nicht gefangen nehmen zu lassen. Die Aufgabe ist nur, dem Körper zuzuhören.

Es kann sein, dass man etwas hört, was einen weiterbringt. Dass der Körper eine Sehnsucht kommuniziert, etwas, was er unbedingt haben möchte. Was er vielleicht sogar braucht.

Kinder hören auf ihre Körper. Wenn sie Kalzium brauchen, beginnen sie, die Wand abzukratzen und in den Mund zu stopfen. Eltern laufen mit ihren Kindern zum Arzt, weil sie Erde essen. Alles klar, sagt der Doktor, dann fehlt dieses und jenes Mineral. Der Körper wusste es vorher und hat dem Kind zugeflüstert: Du findest es in der Erde.

Ähnlich ist es nach dem Fasten. Da ist der Körper besonders mitteilsam. Uns berichten die Menschen immer wieder, dass sie nach der Fastenperiode sehr bewusst durchs Leben gehen. Dass sie auf alles andere Lust haben als auf Burger. Sie haben Appetit auf Salat und Obst. Irgendwas Gesundes. Durch das Fasten wurde der Körper in einen Notstand getrieben. Wenn der vorbei ist, weiß der Körper, dass er Vitamine braucht und Kohlenhydrate.

Das ist noch so ein gesunder Nebeneffekt des Fastens. An den Tagen, an denen gegessen werden darf, ernährt man sich viel bewusster. Jetzt ist es der Körper, der bestellt. Wenn er Gemüse will, kriegt er Gemüse. Wenn er eine Banane will, kriegt er eine Banane. Er wird schon wissen, warum.

Meditation holt die Kommunikation ins Bewusstsein, die zwischen Körper und Geist immer vorhanden war, aber vom Hintergrundrauschen geschluckt worden ist. Dafür lohnt es sich schon, sich in den Schneidersitz zu hocken und zu meditieren.

Ich habe für meinen Blog einmal ein Interview mit Silke Wollinger geführt, einer Yogalehrerin, die mir verraten hat, dass sämtliche Dehnübungen beim Yoga nur einen Sinn haben. Nämlich lange sitzen zu können. Der Schneidersitz muss übrigens gar nicht sein. Meditieren funktioniert auch auf einem Sessel, im Liegen oder sogar im Stehen. Die Yoga-Übungen bereiten nur Gelenke und Muskeln auf die Sitzungen vor. Der Sinn von Yoga ist die Meditation.

Durch das Meditieren, erzählte mir die Yogalehrerin, könne sie erst so richtig auf die anderen zugehen und weit besser verstehen, was sie ihr sagen wollen.

Genau das lässt sich aufs Fasten umlegen. Wenn ich nicht esse, weiß ich erst, was ich essen möchte. Und ich verstehe weit besser, was mein Körper mir sagen will.

EXPERIMENT DREI:
EINE WOCHE INTERVALL-FASTEN

Es ist Montagmorgen.

Einer von diesen Montagmorgen.

Wir kennen das schon: aufstehen. Ins Bad gehen. Anziehen. Sollte jetzt normalerweise das Frühstück folgen, begnügt man sich mit einem Kaffee. Schwarz. Ohne Zucker. Ohne Süßstoff.

Es ist ein Fasttag. Der erste von dreien in dieser Woche. Denken wir kurz zurück. Wie lange Experiment eins zurückliegt, ist egal. Wichtig ist: Man hat es offenbar überlebt. Die Chancen stehen gut, auch eine ganze Woche mit drei Fasttagen durchzustehen. Montag. Mittwoch. Freitag. Oder für Hartgesottene: Dienstag, Donnerstag, Samstag. An allen anderen Tagen wird gegessen.

Der siebte Tag ist ein besonderer Esstag. Was sonst noch an diesem letzten Tag der ersten Fastenwoche passiert, steht in Experiment vier. Aber so weit sind wir noch nicht.

Im Prinzip könnte ich jetzt sagen: Wir haben schon gefastet, wir wissen, wie es geht, einfach nichts essen, auf geht's.

Aber so einer bin ich nicht. Also: Nicht ans Essen denken. Sobald der Appetit nach einem Snack schreit, auf zur Kaffeemaschine. Nach einem großen Mokka sollte wieder Ruhe sein im System.

Öfter spazieren gehen. Immer wieder Pausen machen und sich die Beine vertreten. Nie zu lange sitzen.

Diese drei Grundregeln waren sozusagen das Starterpaket. Jetzt gibt es ein paar Tipps mehr aus der Trickkiste des Fastens.

Oberstes Gebot ist: sich nicht selbst unter Druck setzen. Ist etwas nicht ganz so gelaufen, wie es sollte, sei's drum. Loslassen ist die wahre Kontrolle.

Keine Abendgestaltung mit Menschen, die sich einen genüsslichen Feierabend machen wollen. Auf deren Verständnis zu hoffen, wenn man bei einer Flasche Mineralwasser im Restaurant sitzt, ist ein bisschen gutgläubig. Allein schon aus Höflichkeit werden die anderen auf dem Thema herumreiten, sich aber nichts dabei denken, kräftig zuzulangen. Für jemanden, der über den Daumen gepeilt schon zwölf Stunden nichts im Magen hat, ist das eine resche Prüfung. Nicht zu reden von dem Bier oder dem Wein, mit dem sich die Tafelrunde vermutlich zuprostet.

Treffen mit Freunden unter der Woche also besser auf die Esstage legen. Wobei schamlose Schlemmereien zwischendurch auch nicht Sinn der Sache sind.

Nach der Meditation geht es an diesen essfreien Tagen darum, sich ein bisschen mit dem Körper zu unterhalten. Es ist eine kleine Steigerung zum eintägigen Debüt-Fasten aus Experiment eins. Jetzt wollen wir uns sehr wohl vom Körper erzählen lassen, wie er die Dinge sieht. Es ist eine Woche des bewussten Umgangs mit sich selbst, und die könnte durchaus Freude machen.

Es ist die erste Gelegenheit, den Hunger nun endlich wie einen Freund zu begrüßen. Man kann versuchen, sich die Zellen bei der Müllabfuhr vorzustellen. Die Autophagie ist voll im Gange. Da wird zerstückelt und gehäckselt, was das Zeug hält. Ein schönes Gefühl, dass da wer die ureigenste Wohnung putzt.

Fasten und mit dem Körper zu reden, ist aber nicht die einzige Aufgabe in diesem Experiment. Diesmal sollen die Ereignisse auch festgehalten werden. In einer Art Fastentagebuch. Einem Logbuch der inneren Regeneration. Wobei auch die Esstage dokumentiert werden.

Bevor ich da jemanden stöhnen höre: »Was denn noch alles?!« Die Zeit taugt nicht mehr als Ausrede. Drei Tage ohne Essen bringen jede Menge Freizeit. Drei Stunden am Tag, dreimal in der Woche. Das sind neun Stunden. In denen lässt sich ein ganzes Poesiealbum vollschreiben. Aber Poesie muss es gar nicht sein. Zeichnungen, Stichworte, Notizen. Die Form ist egal. Der Inhalt zählt. Und der soll diesmal etwas genauer und aufschlussreicher sein.

Der Fokus ist nicht mehr nur: Wie geht es mir? Sondern: Wie geht es mir in der Früh, wenn ich aufstehe?

Am besten setzt man sich täglich eine halbe Stunde hin und hält den Tag fest. Frühaufsteher schauen lieber auf den Vortag zurück. Wobei sich da an den Nicht-Esstagen gleich eine gemeine Falle auftut. Es könnte den Appetit anregen, am Fasttag aufzuschreiben, was man gestern alles gegessen hat.

Morgenmuffel werden dieses Problem nicht haben. Sie werden ihre Notizen gern schon am selben Abend erledigen.

Wie habe ich geschlafen?
Was hatte ich für einen Geschmack im Mund?
Was konnte ich riechen?
Musste ich mich mehr anstrengen als beim ersten Mal?
Haben mich meine sonstigen Essgewohnheiten behindert?
War ich gut drauf?
Wann hatte ich mehr Energie?
Habe ich an den Esstagen mehr gegessen als üblich?
Hat sich mein Körpergefühl verbessert?
Hat sich mein Selbstwertgefühl verbessert?
Was macht das Essen mit mir?
Habe ich mehr Lust auf Obst oder Gemüse?
Was hat mich an den Fasttagen am meisten verblüfft?
Kann ich überhaupt noch so große Portionen essen wie vorher?
Hatte ich Kopfweh?
Wurde das Kopfweh wirklich durch das Fasten verursacht?
Verschwindet der Schmerz nach längerem Fasten?

Gute Frage. Da meldet sich bei mir der Wissenschaftler. Denn mit drei Wiederholungen eines Versuches lässt sich ein Mittelwert errechnen. Jetzt wird mich zwar jeder Statistiker ans Kreuz nageln, weil das ein bisschen hingebogen ist. Technisch richtig, aber biologisch falsch. Denn ein Mittelwert entsteht nicht, wenn eine Versuchsperson drei Tage fastet. Es müssten drei Versuchspersonen einen Tag lang fasten. Aber wir veranstalten hier ja keine Experimente für Statistiker.

Weil wir schon bei der Wissenschaft sind: Erst am siebten Tag kommt die große Umschau. Das ist ein Prinzip der Forschung: Die Ergebnisse nicht zu analysieren, bevor alle Ergebnisse da sind.

Das heißt: Wenn ich Tag eins und zwei hinter mir habe, darf ich die beiden noch nicht vergleichen. Das geht dann nur im Gesamtkontext. Sechs Tage lang spiele ich das Versuchskaninchen, in die Rolle des Beobachters schlüpfe ich erst am Schluss. Die beiden Positionen müssen streng getrennt werden. Wenn man sich schon die Mühe macht, die Fakten zu sammeln, dann richtig. Ziel ist es ja herauszufinden, wie es einem beim Intervall-Fasten wirklich gegangen ist.

Mischt man die Rollen, fälscht man seine eigenen Daten. In dem Fall wäre es lohnender, ein Buch zu lesen. Ein anderes.

EXPERIMENT VIER:
DIE SAU RAUSLASSEN

Drei Experimente lang haben wir uns angestrengt. Fasten. Meditieren. Fasten. Essen, Fasten. Essen, Fasten. Essen. Wir stehen am siebten Tag der ersten ganzen Fastenwoche. Es ist Zeit für ein bisschen Spaß.

Ich weiß nicht, wie es anderen geht, aber mein Leben war immer ziemlich vollgefüllt mit Arbeit. Die fällt für mich zwar die meiste Zeit unter Vergnügen. Aber außerhalb von Hörsaal und Labor, zwischen denen ich hauptsächlich pendle, habe ich mir nicht viel Zeit zum Genießen genommen. Nicht, dass mich die Leute für einen faden Gesellen halten, ich bin nur sehr oft nicht verfügbar, wenn irgendwo eine Fete steigt. Für mein Alter bin ich alles andere als ein Partylöwe. Ich bin ein Partylöwenbaby.

Als ich gegen Ende meines Studiums erstmals bei Professor Frank Madeo aufgetaucht bin, um mich bei ihm vorzustellen, hat er zu mir gesagt, ich sei jung, ich solle Party machen, und wenn ich mit der Party fertig sei, solle ich noch einmal kommen. Dann hat er mich nach Hause geschickt. Es waren dann doch einige Partys und vor allem Konzerte, auf die wollte ich nie verzichten.

Irgendwann habe ich mir selbst die Aufgabe dieses Experimentes gestellt: weggehen, Spaß haben, die Sau rauslassen. Wobei das nicht heißt, ich schicke jetzt alle auf jedes Fest im Umkreis von fünfzig Kilometern. Spaß ist für jeden etwas anderes. Vom Fallschirmspringen bis zum Nordic Walking. Für die einen ist es die Wildsau, auf der sie in den Sonnenuntergang reiten, anderen genügt ein Ferkel. Mit einem geliebten Menschen fein essen gehen, auf einen Berg klettern, ein Museum besuchen. Spaß hat viele Gesichter. Aber egal, was man tut, um Spaß zu haben, es hat irgendwas mit Loslassen zu tun. Aus dem Alltag ausbrechen. Die Zügel schießen lassen.

Einzige Auflage dabei: Es sollte nicht allzu passiv sein. Drei Staffeln der Lieblingsserie am Stück anzuschauen kann schon Spaß machen. Da ist die Sau, die raus soll, allerdings noch gar nicht geboren. Wenn Filme das höchste der Gefühle sind, dann könnte man sich dafür wenigstens in ein Kino bewegen.

Spüren, dass man lebt. Das ist das Ziel. An den Fasttagen kommen wir dem Leben von innen auf die Spur. Da überwiegt das Introspektive. An den Spaßtagen geht man aus sich heraus.

Intervall-Fasten verführt zum Ausweichen und Abwinken. Eine Einladung zum Geburtstag? Heute nicht, sonst überredet mich noch wer zu einem Schluck Champagner, nur so, zum Anstoßen. Eine Vernissage? Lieber nicht, womöglich gibt's dort ein Buffet. Ein rundes Maturatreffen? Bloß nicht, da geht der Schnaps um, als wär's Himbeerwasser.

So ein Spaßtag zeigt, dass eine gewisse Struktur, die das intermittierende Fasten mit sich bringt, kein Gefängnis ist. Man tut sich etwas Gutes. Einmal dem Körper, einmal der Seele. Und wenn man dabei ein Glas Wein zu viel trinkt, ist das nur ein Toast auf den Genuss.

Beginnt man das Fasten als Korsett zu empfinden, muss man es schnellstens lockern. Disziplin darf da und dort ein bisschen zwicken, einschnüren sollte sie nie. Es muss immer Luft zum Atmen bleiben.

EXPERIMENT FÜNF:
FASTEN OHNE NACHDENKEN

Die Woche beginnt vor dem Spiegel. Gleich in der Früh, nach dem Duschen, vor dem Anziehen. Wir nicken dem Spiegelbild zu. Zeigt es das, was wir kennen? Hat sich etwas verändert?
Ja?
Gut.
Nein?
Auch gut.
Vier einzelne Tage ohne Essen sind überstanden. Wir haben in uns hineingehört und den Körper ein bisschen besser verstehen gelernt. Wir haben darüber nachgedacht und alles aufgeschrieben. Wir haben uns drei Stunden pro Tag gespart und waren doch ständig beschäftigt. Jetzt machen wir dasselbe noch einmal und – nichts weiter.
Montag fasten. Dienstag essen. Mittwoch fasten Donnerstag essen. Freitag fasten. Samstag essen. Sonntag ruhen. Oder was einem sonst einfällt.
Fasten ist kein Ereignis mehr. Wir gehen damit um, als wäre es schon Routine. Nicht überlegen, wie schaffe ich das

heute. Einfach machen. Nicht grübeln, wie geht es mir dabei. Einfach tun.

Wie selbstverständlich.

EXPERIMENT SECHS:
14 TAGE INTERVALL-FASTEN

Das ist schon was. Zwei Wochen. Das ist ein halber Monat. Einen halben Monat fasten. Das ist schon was.

Da kann einen schon der Mut verlassen. Aber es lohnt sich, ihn zurückzuhalten. Denn diese zwei Wochen sind schon vorüber. Die haben wir bereits hinter uns.

Experiment sechs ist gar kein Experiment.

Experiment sechs ist: kein Fasten, kein Beobachten, kein Aufzeichnen. Nur staunen. Und stolz sein.

Es gibt allen Grund dazu. Was zögerlich mit einem Tag begann, hat sich still und leise zu einem Zwei-Wochen-Fasten ausgewachsen. Und man hat es nicht einmal bemerkt. Es ging ja ums Experiment. Jedes einzelne. Sauber ausgeführt. Wenn schon, denn schon. Sonst hätte man ja auch ein Buch lesen können. Nicht?

Gratuliere!

Als Jugendlicher habe ich Schwimmen als Leistungssport betrieben. Ich war in der Kampfliga und bin bei Wettbewerben mitgeschwommen. Ich ging in die Schule und zum Schwimmtraining. Das war's. Sonst gab es nichts für mich. Meine Freunde habe ich in der Schule gesehen, mehr Zeit blieb nicht dafür. Von der Schule heim, schnell etwas essen, meistens nur eine Banane, damit der Bauch nicht zu voll ist, Hausübungen hinrotzen und ab zum Training. Drei, vier Stunden täglich verbrachte ich im Schwimmbecken. Dann ging ich nach Hause. Zum Schlafen. Während sich meine Kumpels getroffen haben, mit den Skateboards herumgefahren sind und Coca-Cola getrunken haben, war ich im Wasser.

So ging das fünf Tage die Woche. Am Samstag hatten wir Training von zehn bis zwei am Nachmittag. Das war ein paar Jahre lang mein Leben.

Ich hatte einen guten Trainer. Er hat mich gefordert, gefördert und belogen.

Er sagte: »Schwimm vierzig Längen.«

Ich schwamm vierzig Längen.

Er sagte: »Das waren nur sechsunddreißig. Du musst noch vier schwimmen.«

Ich schwamm noch vier Längen.

Er sagte: »Siehst du, du kannst mehr als vierzig Längen schwimmen. Probiere noch sechs.«

In dem Moment dachte ich: Ja, warum nicht? Gerade noch hatte ich geglaubt, vierzig Längen wären meine Grenze. Jetzt bin ich über sie hinausgeschwommen. Wo ist sie jetzt, die Grenze?

Gerade haben manche noch geglaubt, ein Tag Fasten wäre die Grenze. Dann sind sie über ihre Grenze gegangen. Eine Woche Fasten. Nun schauen wir auf zwei Wochen Fasten zurück, und auf ein bisschen Spaß.

Und wo ist sie jetzt, die Grenze?

EXPERIMENT SIEBEN: FASTEN UND SPORT

In dieser Fastenwoche gehen wir nicht nur einen Schritt weiter, sondern viele. Jetzt kommt Bewegung ins Spiel.

Es ist einer dieser Fastenmythen: Sport verträgt sich nicht mit Fasten. Sport verlangt viel Energie, man braucht Zucker im Körper, und den hat man nicht beim Fasten. Sport ist einfach zu anstrengend.

Probieren wir es aus. Legen wir an einem der drei Fasttage dieser Woche eine Runde Sport ein. Ich gehe jetzt einmal davon aus, dass jemand, der in einem Buch übers Fasten bis hierher gekommen ist, nicht zur Gattung Couchpotato gehört und irgendeine Art Bewegung in seinen Alltag eingebaut hat. Genau die baut man jetzt in den Fasttag ein.

Die Sportart ist dabei egal, nicht aber die Art, wie man diesen Sport an einem Tag ohne Essen treibt. Fasten macht nicht unbeweglich, es macht nur etwas langsamer. Läuft man gern, wird man keine Sprints hinlegen. Fährt man gern Rad, wird man kein Rennen starten. Schwimmt man gern, wird man nicht auf Zeit kraulen. Ausdauer heißt das Kommando.

Es sind keine Rekorde zu brechen, es ist niemand zu übertrumpfen. Man kann es im gewohnten Jazzdance-Kurs langsamer angehen oder einfach eine größere Runde mit dem Hund drehen. Hauptsache, man bekommt ein Gefühl dafür, wie viel Kraft der Körper hat, auch wenn er nicht gefüttert wurde.

Sollte es jemand doch mit Winston Churchill halten, dem immer wieder zugeschrieben wurde, dass er Sport für Mord gehalten habe, genügt es auch, zu Fuß zur Arbeit zu gehen oder den Lift links liegen zu lassen. Auf Churchill kann man sich in der No-Sports-Haltung ohnehin nicht verlassen. Es ist nicht belegt, dass der Spruch überhaupt von ihm ist, und bevor er Zigarren geraucht und Whiskey gepichelt hat, war er Fechter, Schütze, Reiter und Polospieler. Dass er dabei je gefastet hat, bezweifle ich allerdings.

Dabei sind sogar viele Leistungssportler überzeugt, dass Fasten ihnen hilft, ihre Leistung konstant hoch zu halten. Für 100 Prozent Power fehlt an den Fasttagen auch ihnen der Treibstoff, dafür funktioniert das Ausdauertraining bei 70 bis 80 Prozent der Leistung sehr gut. Selbst als Zivilisationstier hat der Mensch noch die Fähigkeit, sehr lange aktiv zu sein, auch wenn das letzte Festmahl schon ein paar Tage her ist.

Nehmen wir uns ein Beispiel an den Profis: 70 bis 80 Prozent vom üblichen Kraftaufwand genügen. Finden wir heraus, wo die eigenen Grenzen liegen.

Im Sport gab es das Thema Fasten übrigens schon lange bevor die Forschung dessen Auswirkung auf die Langlebigkeit anerkannt hat. Noch bevor es zu einem Wissenschaftszweig wurde, gab es vereinzelt Selbstversuche von Wissenschaftlern in diese Richtung. Die sportlichen Vorreiter auf dem Gebiet waren die Bodybuilder, die schon Anfang der 1990er mit dem Fasten experimentierten und große Erfolge feierten.

Wobei man der Ehrlichkeit halber dazusagen muss, dass Bodybuilder auf so manchen Gebieten Vorreiter waren. Wie beherzt sie alles ausprobierten, was ihrer Sache dienen konnte, erfuhr ich einmal per Zufall von einer Pharmafirma. Es ging um die Größe von Medikamentenkapseln. Die größte Kategorie, sagte man mir, werde in der Veterinärmedizin für Pferde und Rinder eingesetzt, und für Bodybuilder.

Für mich besteht der Sinn, sich sportlich fit zu halten, nicht darin, den Körper möglichst stark oder möglichst schnell, sondern möglichst effizient zu machen. Ein Mensch muss gelenkig sein, um sich normal zu bewegen. Sind die Muskeln zu groß, stakst man daher wie ein Revolverheld im Wilden Westen vorm Duell. Ihre Arme berühren den Körper nicht, weil sie schnell ziehen müssen. Die Arme von Bodybuildern berühren den Körper nicht, weil sie es gar nicht mehr können. Wenn der Bizeps so auftrainiert ist, dass die Hand die Schultern nicht mehr berühren kann, kann ich mich nicht einmal mehr kratzen. So weit wollen wir es natürlich nicht kommen lassen.

Allen, die sich nicht entscheiden können, mit welchem Sport sie ihre Grenzen ausloten wollen, rate ich zum All-Time-Renner der Menschheit: zum Laufen. Stellen wir uns doch einfach vor, wir jagen ein Reh.

Los geht's.

EXPERIMENT ACHT:
EINE WOCHE ESSEN

Man darf es ruhig glauben. Diese Woche wird gegessen. Die Frage ist nur: was und wie viel?

Genau das könnte sich nämlich nach diesen drei Wochen Intervall-Fasten geändert haben. Die ersten Anzeichen dafür kennen wir vielleicht schon aus Experiment drei. Da hat der Appetit bei manchen schon mit gesünderer Kost geliebäugelt. Warten wir eine Woche und schauen wir ihm in den Rachen.

Wonach ist ihm jetzt?

Worauf habe ich Gusto?

Haben sich die Essgewohnheiten geändert?

Genügen mir jetzt kleinere Portionen?

Sind die Pausen zwischen den Mahlzeiten länger geworden?

Habe ich zugenommen?

Wie ging es mir überhaupt?

Fühle ich mich vollgestopft?

Freue ich mich auf den nächsten Fasttag?

Geht es mir vielleicht sogar ab?

Ist alles beim Alten geblieben?

Fühle ich mich energetisch anders?

Habe ich mich mehr oder weniger bewegt?

War ich unternehmungslustig?

Wie war die Stimmung?

Zum Vergleich können ruhig auch Familie, Freunde oder Kollegen ihre Beobachtungen beisteuern. So wie man sich selbst fühlt und sieht, muss man nicht auf andere wirken.

Ansonsten: guten Appetit!

Und dass mir niemand auf die Idee kommt zu fasten.

EXPERIMENT NEUN:
FASTEN AUS ÜBERZEUGUNG

Es ist die Woche der Entscheidung.

Drei Wochen lang haben wir das Intervall-Fasten nun getestet. Zum Vergleich gab es sieben Tage Fastenverbot. Kann man sich vorstellen, die Fasten-Methode ganz in sein Leben zu integrieren? Ein Tag ohne, ein Tag mit Essen?

Die Antwort ist mit Sicherheit ein: »Ja, aber ...« Diese Ferndiagnose traue ich mich abzugeben. Ich weiß nicht, wie ich reagieren würde, wenn ich mir diese Frage heute stellen müsste. Ich hatte es leicht. Ich musste fasten. Ich hatte meinen übereifrigen Blutdruck, meine Arbeit, ich hatte die Wissenschaft.

Vielleicht kann ich helfen: Es ist die Woche der Entscheidung, das schon. Aber zwischen welchen Möglichkeiten? Intervall-Fasten oder Essen wie früher? Gibt es da nichts dazwischen?

Doch.

Jeder kann sich für seinen eigenen Rhythmus entscheiden.

Auf drei Fasttage pro Woche kommt man auch, wenn man sie auf Montag, Donnerstag und Sonntag legt. Oder Dienstag, Donnerstag, Samstag. Fasten und Esstage müssen sich nicht streng im 24-Stunden-Rhythmus abwechseln. Es müssen auch nicht unbedingt drei sein. Vielleicht gehen sich in manchen Wochen nur zwei aus. Oder bloß einer.

Man kann sich nach dem Terminkalender richten. Ist am Mittwoch ein Geschäftsessen ausgemacht, wird er kein Fasttag sein. Hat man am Freitag Gäste zum Essen eingeladen, wird man nicht kochen, um nachher keinen Bissen davon anzurühren.

Wer in den drei Testwochen abgenommen hat und noch mehr Kilos loswerden will, wird sich leichter entschließen, weiterzumachen. Wer mit sich zufrieden ist und nur ein bisschen Zellschrott loswerden will, begnügt sich eher mit zwei Tagen pro Woche. Und wer sagt, dass jede Woche gleich sein muss?

Das Experiment besteht darin, die Variante zu finden, die am besten zu einem passt. Ich rate, nicht zu viel zu analysieren und sich eher spontan zu entschließen. Vielleicht erst Montag Früh. Aber dann bleibt es dabei. Wankelmütig durch die Woche zu taumeln und zwischendurch die Gangart zu wechseln, bringt gar nichts.

Ich finde man ist es dem Körper schuldig, einmal auszuprobieren, ob ein gesundes Leben funktionieren kann. Dass es funktioniert, haben die vorangegangenen Experimente bewiesen. Jetzt geht es um das Wie.

EXPERIMENT ZEHN:
WISSEN VERBREITEN

Nehmen wir einmal an, ich habe Sie vom Fasten überzeugt. Nehmen wir weiter an, Sie sind mir dafür ein bisschen dankbar. Immerhin haben Sie sich eine Menge Geld für Einkäufe im Supermarkt gespart und fühlen sich, als hätte Ihr Innenleben im Jungbrunnen gebadet. Dann liegt es doch auf der Hand, dieses erworbene Wissen zu verbreiten. Damit auch andere davon profitieren.

In diesem Fall rate ich: Gehen Sie auf Amazon und kaufen Sie noch weitere 99 Bücher von »Der Jungzelleneffekt«. Sie können sie als Geschenke in Ihrer Umgebung verteilen. Die Leute lernen etwas über sich selbst und werden das erworbene Wissen ihrerseits weiterverbreiten. Quasi Jungzelleneffekt mit Schneeballeffekt.

Ja, okay, das war jetzt ein Scherz. Sie müssen nicht 99 Bücher desselben Titels kaufen. Sie haben sich schon dieses Buch besorgt und ich bin Ihnen dafür dankbar. Aber es wäre toll, wenn Sie eine ehrliche Rezension über dieses Buch auf Amazon schreiben könnten. Wenn es geht positiv. »Hat mir ausgesprochen gut gefallen, wie leicht man hier hochwissenschaftliche Zusammenhänge erklärt.« So in die Richtung. Danke jedenfalls.

DER LANGLEBIGE MENSCH

Das Zivilisationstier Mensch ist in der Lage, seine Biografie zu verändern. Sich selber quasi neu zu erfinden. Gentechnologie, Robotik, Bionik. Vorhersagen, die aus dieser Ecke kommen, bremsen sich selbst bei 150 Jahren gesunder Lebenszeit nur zögerlich ein. Wir sind schon ein großes Stück auf diesem Weg gegangen.

Kaputte Gene in Modellorganismen zu ersetzen, ist im Labor fast schon Routine. Man schnipselt mittlerweile weltweit am Erbgut von Bakterien, Pilzen, Fruchtfliegen und Mäusen herum. Natürlich alles unter kontrollierten Bedingungen, damit bloß nichts aus dem Labor rauskommt. Laut Jennifer Doudna von der University of California in Berkeley, die gemeinsam mit der Französin Emmanuelle Charpentier das Verfahren mit den Genscheren entwickelt hat, sei dieses so einfach, dass es quasi jeder Wissenschaftler mit molekularbiologischem Sachverstand ausführen könne.

Es gab Zeiten, da hat man von Lagern mit menschlichen Ersatzteilen geträumt, heute haben wir sie. Prothesen, künstliche Gelenke, Platten, Nägel, Schrauben, Maschinen, Bypässe. Man baut Hände nach, die wegen ihrer komplexen Vielseitigkeit lange als nicht kopierbar galten. Der derzeit jüngste Coup ist eine Gebärmutter außerhalb des Frauenkörpers, in dem Frühchen weiterwachsen dürfen, als wären sie noch im Mutterleib. Klingt fast gleich wie »Schöne neue Welt« von Aldous Huxley.

Sich in eine Klinik zu legen und sich ein Herz, eine Niere oder eine Leber transplantieren zu lassen, ist kaum anders, als sein Auto in die Werkstatt zu fahren, um einen Kotflügel, einen Vergaser oder eine Lambdasonde auszutauschen. Organe sind nicht so leicht zu bekommen wie die Ersatzteile für das Auto, aber Sie verstehen schon, was ich meine. Dabei ist eine Person mit einem Herzschrittmacher laut philosophischer Definition schon ein Cyborg.

Ich habe oft im Scherz gesagt: Jeder Mensch, der ein Smartphone hat, zählt auch dazu. Cyborg – halb Mensch, halb Maschine, so wie Terminator. Ein Grazer muss sich diesen Vergleich gönnen. Scherz ist dieser Vergleich schon lange keiner mehr. Das Handy ist eine Verlängerung unseres Gehirns. Es erweitert unseren Horizont. Es nimmt uns Arbeit ab.

Ein Mann wie Leonardo da Vinci brauchte im 15. Jahrhundert allein für die Informationsmenge, die er bei seinen Beobachtungen täglich sammelte, ein Gedächtnis wie zwei Elefanten. Was er sich kraft seines Genies merken konnte, kann heute jedes schlichtere Gemüt über sein Mobiltelefon. Diese Arbeit muss sich das Gehirn heute nicht mehr machen. Googeln ist viel einfacher und schneller. Das Gehirn kann sich auf etwas anderes konzentrieren. Da Vinci musste das Kopfrechnen wie ein Einser draufhaben, sonst hätte er seinen Job nicht tun können. Heute erledigt das ein Gerät für uns, und wir können kreativ sein. Wir müssen uns nichts mehr merken. Wir müssen nur vieles schnell und gleichzeitig machen können. Das führt uns zu dem Schönen am menschlichen Gehirn. In Denkpausen kann man kreativ sein und Ideen zünden. Den Rest kann mittlerweile die Technologie ziemlich gut für uns erledigen.

Ich kann in Graz auf der Uni aus einem Fenster schauen und mir stundenlang überlegen, ob es heute in New York noch regnen wird. Ich werde nicht draufkommen. Das Internet am Handy kann mir die Frage in Sekunden beantworten. Irgendwann werden wir über Facebook auch ermitteln können, wer für uns die besten Gene hat. Dieses Irgendwann wäre vermutlich schon übermorgen, wenn es die braven Bioethiker nicht gäbe.

Wir sind längst über unsere Grenzen hinausgegangen. Das natürliche Exemplar Mensch mit seinem Reproduktionswahn steht dem Technologie-Menschen gegenüber. Einem zukunftsorientierten Wesen, das sich irgendwann ewig selbst erhalten soll. Die Evolution, die derzeit im Gange ist, ist keine biologische, sondern eine technologische. Und sie hat ein immenses Tempo drauf.

Die Wissenschaft dahinter ist sehr naiv. Das war sie immer, das wird sie immer bleiben. Unser Ansatz ist ein hehrer. Wir forschen im Dienste der Menschheit.

Wenn wir wissen, dass viele Krankheiten durch Gene verursacht werden, versuchen wir herauszufinden, wie wir sie neutralisieren können. Denn das ist gut für uns. Damit helfen wir den Menschen, damit retten wir Leben. Wenn wir aus einer Krebszelle wieder eine harmlose Zelle machen könnten, großartig. Wenn wir einen Herzfehler schon im Embryo entfernen könnten, fantastisch. Die Praxis ist noch nicht so weit gekommen. Wir müssen noch einige Fortschritte in dieser Richtung machen, aber wir kommen immer näher heran.

Das Ziel der Wissenschaft ist einfach. Gutes tun. Dem Einzelnen Leiden ersparen. Die Überlegung dahinter ist stets altruistisch. Aus demselben Altruismus ist allerdings auch die Atombombe entstanden. Wir geraten immer wieder in dieselbe Sackgasse. Der romantische Gedanke schützt uns nicht vor dem, was letzten Endes aus einem wissenschaftlichen Fortschritt wird. Das müssen andere tun. Juristen. Politiker. Ethiker. Philosophen. Ich spreche die Einladung an alle aus.

Wie weit darf die Gentechnik gehen?

Sollen wir unsere Kinder durch ein paar Klicks in einem Computer selber gestalten können?

Dürfen wir das ewige Leben erfinden?

Ich bin wirklich kein Verschwörungstheoretiker, aber früher oder später werden wir uns mit diesen Fragen auseinandersetzen müssen. Zuschauen und zu warten sind keine Optionen. Wir sind nicht so weit entfernt, wie wir glauben. Wir leben schon in unserer eigenen Zukunft. Wir können uns gar nicht mehr vorher überlegen, welche Konsequenzen das haben kann. Für vorausschauendes Risikomanagement ist es in vielen Bereichen schon zu spät. Wir brauchen Risikomanagement mittendrin.

Man möge mich bitte nicht falsch verstehen. Ich bin ein großer Freund der modernen Technologie. Ich bin Wissenschaftler. Ich komme nicht aus ohne Technologie. Aber gerade als Molekularbiologe bin ich mit den ursprünglichsten Bausteinen des Lebens beschäftigt. Ich habe jeden Tag unsere Abhängigkeit von der Biologie vor Augen. Das ist unsere Limitierung. Gerade weil wir so weit gekommen sind, dürfen wir sie nicht ignorieren.

Wenn wir alle Organe durch Maschinen ersetzen können, spazieren anthropomorphe Wesen mit Armen und Beinen durch die Welt. Wenn Leben zur Onlinepräsenz in der Cloud wird, führen wir eine virtuelle Existenz im Niemandsland.

Die Amerikaner tun sich auf diesen Gebieten besonders hervor. Im Silicon Valley ist man hart dran, die Vision wahr zu machen. Dort ist kein Gedanke zu absurd, keine Idee zu abgedreht, kein Traum zu realitätsfern, wenn es nur das Leben verlängert und den Menschen verbessert.

Bloß mit welchen Konsequenzen?

Sind wir dann noch Menschen?

Die Biologie ist unser Anker. Das Bewusstsein unserer Sterblichkeit ist das Korrektiv. Als Spross der Natur haben wir Schwächen. Jeden Tag brauchen wir Wasser, jede Nacht Schlaf. Die Medizin, mit der wir so viel reparieren können, täuscht darüber hinweg, wie zerbrechlich wir sind. Unsere natürlichen Schutzmechanismen gegen Angriffe von Tieren sind lachhaft. Mit bloßen Händen lässt sich ein Tiger schlecht erwürgen. Einmal mehr ist unsere Lösung die Technologie.

Der Mensch ist ein wahnsinniges Wesen. Mit der Macht unseres Verstands und der Vielseitigkeit unserer Biologie können wir unsere Grenzen verschieben. Langlebigkeit und Gesundheit zählen auch zu diesen Grenzen. Wir können sie durch eine natürliche und selbstbewusste Art gut im Griff haben.

Die Wissenschaft ist auf diesem Gebiet in den letzten Jahrzehnten sehr weit gekommen. Wir beginnen zu verstehen, was den menschlichen Körper ausmacht und warum seine Funktionalität im Laufe der Zeit kontinuierlich abnimmt. Viele Fragen bleiben trotzdem unbeantwortet, aber zumindest wissen wir jetzt, dass es sie gibt. Deswegen freuen wir uns gemeinsam, dass dieses Buch in wenigen Jahrzehnten schon fast veraltet sein wird. Denn das wird das Zeichen unseres Fortschritts sein. In der Zwischenzeit wenden wir das an, was die Wissenschaft jetzt schon hergibt. Fasten. Essen. Spermidin. Meditieren. Leben.

DIE REZEPTE

Das Länger-Leben-Menü

Für die Feinschmecker unter Ihnen, die etwas Neues ausprobieren wollen, hat meine Kollegin Dr. Julia Ring besondere Jungzellen-Gerichte vorbereitet. Das delikate Experiment beginnt mit einem Crunchy-Müsli, einem sehr spermidinreichen Frühstück, mündet bald in eine durchaus spannende Karfiolsuppe und gipfelt am Gaumen mit einer Grillerei inklusive extrem gesunder Beilagen. Es zieht einen dann in den Bann des Apfelstrudels und endet mit beschwipsenden Schokokugeln. Also nichts von dem man sagen würde, du, danke, vielleicht morgen.

PS: Bitte achten Sie auf vorhandene Allergien und sonstige Unverträglichkeiten, sonst wäre das Gelage eher kontraproduktiv.

REZEPT EINS:
PRINZESSIN AUF DER ERBSE

Die Basis von diesem Crunchy-Müsli enthält neben Weizenkeimen auch Nüsse und Braunhirse, die alle einen hohen Spermidingehalt haben. Quasi ein perfekter Start in den Tag.

Für Leute, die gerne horten: Man kann die Müsli-Basis auch in zehnfacher Menge herstellen und bequem in einem Vorratsglas aufbewahren. Allerdings sollten Sie auf jeden

Fall darauf achten, dass bei der längeren Lagerung die Zutaten keine Feuchtigkeit ziehen können.

Um alles noch interessanter zu machen, haben wir den Bunch of Crunch noch um eine spannende spermidinreiche Zutat erweitert: Erbsen. Sie geben dem Müsli nicht nur eine besondere geschmackliche Note, sondern sind wegen ihrer schönen zartgrünen Farbe auch ein optischer Leckerbissen.

Für die Crunchy-Müsli-Basis einfach vier Esslöffel Nüsse nach Belieben – zum Beispiel aus geschälten und ungeschälten Mandeln, Haselnüssen, Cashews und Pekannüssen – grob hacken. Es ist durchaus lecker, wenn unterschiedlich große Nussteile entstehen. Um die Struktur noch zu verfeinern, kann man hier eine kleine Portion im Mörser zerstampfen. Dann erhitzen Sie einen Esslöffel Kokosöl in einer Pfanne, fügen einen Esslöffel Honig, die zerkleinerten Nüsse und zwei Esslöffel Haferflocken hinzu und rösten alles kurz an. Achten Sie darauf, dass Sie, wenn das Öl heiß geworden ist, die Temperatur auf die mittlere Stufe reduzieren. Zum Schluss drei Esslöffel Weizenkeime und einen Esslöffel Braunhirse dazugeben, gut vermengen bis alles zusammenklebt, und von der Flamme nehmen. Das ist wichtig, damit hitzeempfindliche Inhaltsstoffe nicht durch zu hohe Hitze zerstört werden. Die Crunchy-Mischung auf einem mit Backpapier ausgelegten Blech verteilen und bei 80 Grad (Heißluft) im Ofen trocknen lassen. Das dauert je nach Feuchtigkeitsanteil circa eine Stunde.

Bei den getrockneten Erbsen empfiehlt es sich, junge Früchte zu verwenden, weil sie irgendwie lieblicher schmecken als größere, ausgereiftere Früchte mit einer deutlich dominierenden herb-bitteren Note. In dieser Entwicklungsstufe enthält die Erbse noch hohe Vorräte an süßlich schmeckenden Kohlenhydraten. Frische oder tiefgekühlte Erbsen müssen zuerst in Wasser (mit einer Messerspitze Salz und einem halben Teelöffel Zucker) gekocht werden. Alternativ können auch Erbsen aus der Dose nach Abgießen des Wassers direkt weiterverarbeitet werden. Die (gekochten) Erbsen auf einem mit Backpapier vorbereiteten Blech verteilen und bei 80 Grad Heißluft im Ofen trocknen lassen. Das dauert je nach Feuchtigkeitsanteil ein bis zwei Stunden.

Im fertigen Zustand sind die Erbsen dann nur noch halb so groß und verschrumpelt. Wenn man die Erbsen dem Crunchy-Müsli hinzufügen will, empfiehlt es sich, mit der Trocknung der Erbsen zu starten und dann erst das Crunchy-Müsli zuzubereiten, da die Erbsen zwar bei gleicher Temperatur, aber länger im Ofen bleiben müssen. Die Erbsen können dann im getrockneten Zustand genauso untergemischt werden.

Ein Tipp für die Profis

Wenn Sie zu den Experimentierfreudigen zählen, können Sie dem Crunchy-Müsli auch noch ein Gewürzpulver hinzufügen. Die Basis des Pulvers bilden sehr fein gemahlene Nüsse, die durch ihre austretenden Fette alle anderen Aromen sehr gut binden können und dadurch ermöglichen, dass sich der Geschmack besser entwickelt. Für das ausgefallene Aroma sind natürliche Aromastoffe aus Zitronenschale, Kardamom und Thymian zuständig. Sie harmonieren gut mit dem leicht süßlich-herben und grasig-frischen Aroma der Erbsen. Brauner Zucker, Salz, Cayennepfeffer und Zimt runden das Geschmackserlebnis perfekt ab. Zu guter Letzt können Sie dem Müsli getrocknete Apfelstücke hinzufügen. Hier nehmen Sie am besten Stücke von grünen säuerlichen Äpfeln.

Für die Zubereitung des Gewürzpulvers einen Esslöffel Nüsse mit einer halben Kardamom-Kapsel, einem halben Teelöffel braunem Zucker, einer Prise Salz, einer Prise Cayennepfeffer, einer Messerspitze geriebener Zitronenschale, einer Messerspitze Zimt und zehn getrockneten Thymianblättchen sehr fein mörsern, dadurch werden die Inhaltsstoffe freigesetzt.

Serviervorschlag

Das Crunchy-Müsli passt hervorragend zu einem Zitronenjoghurt. Einfach Naturjoghurt (zum Beispiel ein griechisches Joghurt mit 10 Prozent Fett) mit zwei Teelöffeln frisch gepresstem Zitronensaft und einem halben Teelöffel geriebener Zitronenschale cremig rühren. Nach Bedarf kann auch mit Zucker, Honig oder Agavendicksaft gesüßt werden, was aber den Kaloriengehalt dieser Mahlzeit unnötig erhöht.

Die »Prinzessin auf der Erbse« wird – den Matratzen im Märchen entsprechend – in einem Glas geschichtet. Als Basis werden zwei Esslöffel Haferflocken mit zwei Teelöffel getrockneten Erbsen und Gewürzpulver vermischt. Darauf werden dann vier Esslöffel Zitronenjoghurt, eine Schicht klein geschnittene, frische, grüne Äpfel (mit Schale) und vier Esslöffel Crunchy-Müsli gegeben. Abschließend wird nochmal ein Klecks Zitronenjoghurt auf das Müsli gegeben. Garniert wird das Ganze mit einer – wie sollte es anders sein – süßen Erbse.
Eine Tasse Tee zum Frühstück rundet den Genuss ab.

Zutaten für zwei Portionen Crunchy-Müsli-Basis

1 Esslöffel Kokosöl
1 Esslöffel Honig (25 Milliliter)
4 Esslöffel Nüsse (gemörsert) (40 Gramm)
3 Esslöffel Weizenkeime (16 Gramm)
1 Esslöffel Braunhirse (10 Gramm)
2 Esslöffel feine Haferflocken (10 Gramm)

Optional

80 Gramm Erbsen (gekocht)
Getrocknete Äpfel (grün)

Gewürzpulver

1 Esslöffel Nüsse (fein mörsern)
½ Kardamomkapsel
½ Teelöffel brauner Zucker
Prise Cayennepfeffer
Prise Salz
1 Messerspitze (entspricht zwei Prisen) Zitronenschale
1 Messerspitze (entspricht zwei Prisen) Zimt
10 Thymianblättchen (getrocknet, frisch eventuell weniger)
Zitronenjoghurt
2 Teelöffel Zitronensaft
½ Teelöffel geriebene Zitronenschale
Naturjoghurt

Vegane Variante

Für Veganer bietet sich ein Zitronen-Chiapudding statt des Zitronenjoghurts an. Dafür drei Esslöffel Mandelmilch mit einem Esslöffel Chia-Samen, einem Teelöffel Zitronensaft, einer Messerspitze geriebener Zitronenschale und einem halben Teelöffel Agavendicksaft mischen und für mindestens zwanzig Minuten im Kühlschrank quellen lassen.

Darauf eine Schicht aus glasierten Apfelstückchen und getrockneten Erbsen legen. Dazu einen halben grünen Apfel in kleine Stücke schneiden und mit zwei Teelöffel Zitronensaft, einer Messerspitze geriebener Zitronenschale, einem halben Teelöffel Agavendicksaft und zwei Teelöffel getrockneten Erbsen kurz andünsten.

Auf die gedünstete Apfel-Erbsen-Schicht kommen vier Esslöffel Crunchy-Müsli.

Als Topping gibt es einen warmen spermidinreichen Porridge. Hierzu drei Esslöffel Haferflocken in einem Topf unter ständigem Rühren kurz erhitzen (bis es lecker duftet), dann mit 75 Millilitern Mandelmilch ablöschen, eine Prise Salz und einen halben Teelöffel Agavendicksaft hinzufügen und auf kleiner Flamme unter gelegentlichem Rühren fünf Minuten köcheln lassen. Zum Schluss einen Esslöffel Weizenkeime hinzufügen, ins »Prinzessin auf der Erbse«-Glas geben und mit zwei süßen Erbsen garnieren. Sie fragen sich, warum diesmal zwei Erbsen. Warum nicht? Ein bisschen mehr Spermidin wird uns sicher nicht schaden.

Guten Appetit!

Zutaten für zwei Portionen der veganen Variante

Zitronen-Chiapudding:
3 Esslöffel Mandelmilch
1 Esslöffel Chia-Samen
1 Teelöffel Zitronensaft
1 Messerspitze geriebene Zitronenschale
½ Teelöffel Agavendicksaft

Gedünsteter Apfel mit Erbsen:
½ (grüner beziehungsweise säuerlicher) Apfel
2 Teelöffel Zitronensaft
1 Messerspitze geriebene Zitronenschale
1 Teelöffel Agavendicksaft
2 Teelöffel Erbsen

Spermidinreicher Porridge:
3 Esslöffel Haferflocken
1 Esslöffel Weizenkeime
½ Esslöffel Braunhirse (optional)
75 Milliliter Mandelmilch
1 Teelöffel Agavendicksaft
Prise Salz

REZEPT ZWEI:
WEISSE RÖSCHEN DER LANGLEBIGKEIT

Zwischendurch ist immer Zeit für eine Suppe mit Croûtons. Karfiol, in Deutschland Blumenkohl genannt, ist ein sehr spermidinreiches Gemüse. Als Alternative zu den bei diesem Gericht oft verwendeten Milchprodukten (insbesondere Schlagobers), die die Suppe cremiger und voller machen, verwende ich hier Kartoffeln. Sie binden gut, verleihen der Suppe eine angenehme Sämigkeit und sind leichter bekömmlich. Zu guter Letzt ist die Suppe also auch vegan.

Veredelt wird diese Cremesuppe mit spermidinreichen Croûtons aus Vollkornbrot und Weizenkeimschrot. Vollkornmehl beinhaltet aufgrund der Verwendung des ganzen Korns mehr Spermidin als normales Mehl. Und Weizenkeimschrot ist überhaupt eines der spermidinreichsten bei uns erhältlichen Nahrungsmittel. Für die Croûtons sollte man bevorzugt altes (trockeneres) Brot verwenden. Gut geeignet sind auch die Jausenbrot-Reste der Kinder. Alternativ oder zusätzlich kann man auch Cheddar darüber reiben. Passt super zum Karfiol und ist ebenfalls sehr reich an Spermidin. Alles in allem kommt man mit nur einem Teller Karfiolsuppe mit Croûtons und Cheddar auf 10 Milligramm Spermidin. Zum Vergleich: Der tägliche Konsum an Spermidin liegt je nach Land und Essgewohnheiten bei fünf bis dreißig Milligramm.

Zubereitung

Beginnen wir mit der Suppe. Dafür den Karfiol zerteilen. Das geht am besten, indem man die Röschen vom Strunk schneidet, den man am Ende auch in kleine Stücke schneidet. Die Kartoffeln schälen und in circa ein Zentimeter dicke Scheiben schneiden. Zwiebeln hacken, in Öl im Suppentopf glasig anschwitzen und mit einem dreiviertel Liter Gemüsebrühe aufgießen. Karfiol und Kartoffeln mit hineingeben und alles so lange kochen lassen, bis die Kartoffeln durch sind.

Den Topf von der Flamme nehmen und die Suppe im Mixer oder mit dem Pürierstab cremig mixen. Hierbei entnehme ich der Suppe vorher immer circa einen Viertelliter Flüssigkeit, die ich dann nach Bedarf wieder hinzufüge, um die gewünschte Konsistenz zu erhalten. Als Hauptmahlzeit habe ich die Cremesuppe gerne dickflüssig. Wenn man mit dem Pürieren fertig ist, die Suppe mit Salz, Pfeffer, Muskat und Zitronensaft abschmecken.

Während die Suppe kocht ist genügend Zeit, um die spermidinreichen Croûtons zu machen. Dafür würfelt man die Vollkornbrotscheiben, hackt die Kräuter und brät alles zusammen mit Olivenöl, Salz und Pfeffer (und Chili) für drei bis fünf Minuten in der Pfanne an, bis das Brot bräunliche Ränder bekommt.

Kurz vor Ende fügt man den gehackten Knoblauch und den Weizenkeimschrot hinzu. Der Knoblauch kann durch die kurze Hitze sein Aroma entfalten, verbrennt aber nicht; und der Weizenkeimschrot bekommt auch kaum Hitze ab (zu große Hitze könnte zur Verringerung der Spermidin-Menge führen) und bleibt gut an den Brotwürfeln haften.

Schon fertig! Geht wirklich schnell und lässt genug Zeit, um sich entspannt zu Tisch zu setzen und zu genießen.

Zutaten für die Karfiolsuppe (vier Portionen)

¾ Liter Gemüsebrühe
1 kleiner Karfiol/Blumenkohl (oder ein halber großer)
2 mittelgroße Kartoffeln
1 mittelgroße Zwiebel

2 Esslöffel Öl
Salz, Pfeffer und Muskat
Saft einer ½ Zitrone

Zutaten für die Croûtons

4 Scheiben Vollkornbrot
4 Esslöffel Weizenkeimschrot
½ kleine Knoblauchzehe
1 kleiner Zweig Thymian und Rosmarin
4 Esslöffel Olivenöl
½ Teelöffel Salz
Bunter Pfeffer und Chili
Optional: 160 Gramm geriebener Cheddar

REZEPT DREI: DRESSED TO GRILL

Wer gern die Holzkohle zum Glühen bringt: Hier ein paar appetitliche Ideen, um das Kotelett mit spermidinreichen Beilagen aufzupeppen und nebenbei sogar noch was für den Körper zu tun.

Grillen hat heutzutage immer Saison, nicht wahr? Damit kein Überangebot an verschiedensten Beilagen entsteht, empfiehlt es sich, nur zwei bis drei Beilagen zuzubereiten – die dafür mit einem geschmacklichen Wow. Auch beim

Fleisch sollte man eher bei einem bestimmten Thema bleiben, sprich nur Lamm (Spieße und Koteletts) oder gute klassische Schweinekoteletts (Vulkanlandschwein aus der Steiermark) wählen und natürlich nicht das magere Fleisch, sondern das schön durchzogene. Warum? Fett erlaubt eine imposante Geschmacksentwicklung im Mund, was jede Mahlzeit zu einem Fest macht. Tipp am Rande: Das Vulkanlandschwein-Kotelette schmeckt besonders gut mariniert mit scharfem Senf, Grillgewürz, gepresstem Knoblauch sowie Salz und Pfeffer.

Für diejenigen, die gerne planen: Es ist möglich alles schon vorzubereiten, damit man nicht mehr viel zu tun hat, wenn die Gäste da sind.

Zum tierischen Festmahl gehören vegane Proteine, nämlich ein Bohnensalat. Der kann schon am Vortag zubereitet werden, dann zieht er über Nacht schön durch und wird noch besser.

Dafür brauchen wir je eine Dose Sojabohnen, kleine weiße Bohnen und Wachtelbohnen. Wenn man die Bohnen getrocknet kauft und selber kocht, kann man beim Kochen auch Bohnenkraut hinzugeben. Pro Dose Bohnen brauchen wir dann noch je eine kleine Zucchini (also hier insgesamt drei), die in kleine Würfel geschnitten und mit Salz und Pfeffer in Öl kurz angebraten werden. Jetzt die zwei Frühlingszwiebeln hacken, den Knoblauch und eine Handvoll Kräuter (Bohnenkraut, Thymian und Oregano) fein hacken, den halben Inhalt einer Kardamomkapsel mörsern und die Schale einer halben Zitrone abreiben. Alles zu den Zucchini in die Pfanne werfen, kurz durchrühren und von der Flamme nehmen.

Der Knoblauch soll Hitze bekommen, damit sein Aroma frei wird, aber nicht braun werden, sonst entwickelt er einen bitteren Geschmack. Das beruht auf den schwefelhaltigen Verbindungen im Knoblauch, die durch die Erhöhung der Temperatur in der Pfanne zu Bitterstoffen umgewandelt werden. Grüne Sprossen im Knoblauch sollten entfernt werden, denn sie tragen zu dem bitteren Geschmack bei.

Ein Glas Kapern abtropfen lassen und mit einem halben Teelöffel scharfem Senf, zehn Esslöffel Olivenöl und zehn Esslöffel weißem Balsamico und dem Saft einer halben Zitrone in der Pfanne unterrühren.

Die Bohnen mit Wasser abspülen, abtropfen lassen und in der Pfanne unterrühren. Alles in eine Schüssel geben und abschmecken. Vor dem Servieren noch einmal abschmecken, vielleicht ein wenig nachwürzen.

Verschiedene Bohnensorten haben an sich schon einen relativ hohen Spermidingehalt. Durch die Sojabohnen wird dieser Salat jedoch ganz besonders zum Jungzellen-Booster.

Zutaten für den Bohnensalat mit Zucchini und Kapern

1 Dose kleine weiße Bohnen
1 Dose Wachtelbohnen
1 Dose Sojabohnen
3 kleine Zucchini (circa 10 Zentimeter)
3 kleine Knoblauchzehen
2 Frühlingszwiebeln

1 Glas Kapern (kleine Beeren mariniert) (100 Gramm)
½ Zitrone (Schale und Saft)
Kräuter (Thymian, Bohnenkraut, Oregano)
½ Kardamomkapsel (gemörsert)
½ Teelöffel Senf (scharf)
Olivenöl (10 Esslöffel)
Weißer Balsamico (10 Esslöffel)
Salz und Pfeffer

Kartoffel – die goldene Frucht der Erde

Wedges liegen zwar, was ihren Spermidingehalt angeht, nur im Mittelfeld. Aber dadurch, dass man sie im Vergleich zu anderen spermidinreichen Lebensmitteln in relativ großen Portionen zu sich nimmt, kommt man auch auf eine beträchtliche Menge Spermidin.

Eine Stunde vor dem Grillen kann man die Kartoffeln waschen und in Spalten schneiden. Wenn man Heurige verwendet, kann die Schale dran bleiben, das spart nicht nur Arbeit, sondern schaut auch cool aus. Außerdem sind viele Mineralien direkt unter der Schale versteckt.

Zu Beginn zwei Esslöffel Nüsse mörsern, eine Knoblauchzehe pressen, Rosmarin hacken und alles zusammen mit den Kartoffelspalten in eine große Schüssel werfen. Fünf Esslöffel Öl, Salz und Pfeffer und nach Bedarf noch andere Gewürze hinzufügen. Jetzt das Gemisch gut durchrühren und den Ofen für die Zauberei vorbereiten. Bei Wedges heißt es 180 Grad Heißluft. Zwei Backbleche mit Backpapier belegen und die Spalten darauf verteilen. Es zahlt sich aus, jede Spalte einzeln zu platzieren, so werden sie maximal knusprig. Bratzeit vierzig Minuten, dann Heißluft abdrehen, im Ofen ruhen und vor dem Genuss kurz abkühlen lassen.

Zutaten für Kartoffelspalten (Potato Wedges)

1 Kilo Kartoffeln (Heurige mit Schale)
5 Esslöffel Pflanzenöl
2 Esslöffel Nüsse (Mandeln, Haselnüsse, Cashews)
1 Knoblauchzehe (gepresst)
1 Teelöffel gehackter Rosmarin(ca. 1 TL)
2 Teelöffel Kartoffelgewürz

Alternative zu Knoblauchbaguette

Spermidin-Brot! Für das Vollkorn-Knoblauchbrot mit Kräuterseitlingen einen Esslöffel Nüsse mörsern, eine Knoblauchzehe pressen, Thymian, Oregano und Rosmarin klein hacken und dazugeben. 15 Gramm Butter hinzufügen und mit Salz und Pfeffer abschmecken. Die Kräuterseitlinge fein hacken und alles vermengen. Die Pilz-Kräuterbutter auf vier Dinkelvollkornbrotscheiben verteilen und für zehn Minuten bei 180 Grad Heißluft in den Ofen stellen, am besten zu den Potato Wedges. Vollkornbrot hat im Vergleich zu Weißbrot nicht nur einen viel höheren Spermidingehalt, es macht sich auch geschmacklich gut. Der Kräuterseitling ist eine echte Spermidin-Bombe, solange er frisch ist.

Zutaten für Vollkorn-Knoblauchbrot mit Pilzen:

4 Scheiben Dinkelvollkornbrot
1 Esslöffel Nüsse (Mandeln, Haselnüsse, Cashews)
15 Gramm Butter
1 Knoblauch
Kräuter (Thymian, Oregano, Rosmarin)
2 Kräuterseitlinge (mittelgroß)

Tipps für Dips

Saucen und Dips sind beim Grillen ein Muss. In den Ländern östlich des Adriatischen Meeres serviert man zu gegrilltem Fleisch gerne Ajvar. Das ist eine Gemüsepaste aus gegrillten roten Paprikas und Gewürzen, oft auch mit gegrillten Melanzani verfeinert. Schmeckt hervorragend und gibt es auch im Supermarkt. Der Spermidingehalt in Melanzani und roten Paprikas ist jetzt zwar nicht riesig, aber man soll ja nicht auf andere gesunde Stoffe verzichten.

Für das gepimpte Ajvar einen großen roten Paprika und eine Melanzani in kleine Würfel schneiden, mit Salz und einer Prise Zimt und Zucker in Öl anbraten, bis die Melanzani durch ist. Das merkt man daran, dass sie gatschig ist und sich nicht mehr wie ein Schwamm anfühlt. Dann eine fein gehackte Knoblauchzehe und einen Teelöffel Tomatenmark dazugeben. Eine Minute bevor alles fertig ist, mit einem Teelöffel gehacktem Rosmarin verfeinern, weil die Aromastoffe in Rosmarinblättern flüchtig sind und durch die Hitze schnell verschwinden. Alles abkühlen lassen und mit einem Esslöffel kaltgepresstem Olivenöl und vier Esslöffeln Ajvar (scharf) mischen.

Spermidin-Grilltisch

Das gepimpte Ajvar kann über mehrere Tage im Kühlschrank bleiben und passt auch sensationell zu Eierspeisen oder als Aufstrich, falls Ihnen noch ein paar Scheiben Vollkornbrot übrig bleiben. Mahlzeit!

Zutaten für gepimptes Ajvar:

1 großer roter Spitzpaprika
1 Melanzani
Pflanzenöl (zum Anbraten)
Gewürzmischung (Kartoffelgewürz)
1 Knoblauchzehe
1 Teelöffel Tomatenmark

Salz und Pfeffer
Prise Zimt und Zucker
Olivenöl
4 Esslöffel Ajvar (scharf)

REZEPT VIER:
IM STRUDEL DER GESCHMÄCKER

Was gibt es Herrlicheres als zum Nachmittagskaffee einen feinen Apfelstrudel? Antwort: genau, drei feine Apfelstrudel-Variationen, nämlich Apfelstrudeleis, Apfelmustörtchen und Apfeleistee.

Apfelstrudel – der Klassiker

Äpfel sind ein heimisches spermidinreiches Obst. Der Klarapfel ist eine frühe Sorte, die sich durch ihre mehlige Konsistenz und einen leicht säuerlichen Geschmack auszeichnet. Er eignet sich hervorragend für Apfelringe im Backteig, Apfelmus oder Apfelstrudel.

Zuerst macht man den Strudelteig. Alternativ können Sie natürlich gekauften verwenden, aber der selbstgemachte ist einfach besser. Dafür das Mehl mit Wasser, Salz, Essig und Öl verkneten, eine Kugel formen, mit Öl bestreichen und eine halbe Stunde bei Raumtemperatur rasten lassen. In der Zwischenzeit die Äpfel schälen, die Gehäuse rausschneiden und die Äpfel in Scheiben schneiden. Damit sie nicht braun werden, kann man sie in kaltes Wasser mit Zitronensaft legen.

Die Brösel mit der Butter in einer Pfanne kurz anrösten und wieder kalt werden lassen. Die restliche Butter schmelzen. Jetzt den Strudelteig in zwei Teile teilen und zuerst ein Stück auf einer bemehlten Fläche mit dem Nudelholz dünn ausrollen (so groß wie eine A4-Seite). Dann ein Küchentuch ausbreiten, den Teig drauflegen und nach und nach durch Ziehen vergrößern (geht leichter, wenn man das zu zweit macht). Der Teig sollte so dünn sein, dass man beim Durchschauen eine Zeitung lesen kann. Das Stück ist dann etwa so groß wie ein Backpapierbogen, die längere Seite entspricht der Länge des Strudels. Beim Befüllen dann immer nur die halben Zutaten verwenden. Wir haben ja noch einen zweiten Strudel.

Zuerst die Brösel, dann die Äpfel, darauf die Zimt-Zucker-Mischung und die Rosinen verteilen. Der Teig sollte zu drei Vierteln bedeckt sein. Den unbedeckten breiten Streifen mit der Hälfte der zerlassenen Butter bestreichen. Danach den Teig von der gefüllten Seite her mit Hilfe des Geschirrtuches einrollen und auf das Backblech heben. Bestenfalls ist das undurchsichtiger wirkende Teigstück, das wir mit Butter bepinselt haben, nun oben. Zum Schluss mit der restlichen flüssigen Butter den Strudel bepinseln. Das Ganze mit dem zweiten Teig und der restlichen Fülle wiederholen. Die Strudel werden im vorgeheizten Ofen bei 160 Grad Umluft dreißig bis sechzig Minuten gebacken. Der Teig sollte oben goldbraun sein.

Zutaten für den Apfelstrudel:

Für den Teig:
200 Gramm glattes Mehl
1 Teelöffel Salz
1 Esslöffel Öl
½ Teelöffel Essig
125 Milliliter lauwarmes Wasser

Für die Fülle:
100 Gramm Brösel
100 Gramm Butter
1 Kilo Äpfel (geschält und ohne Gehäuse)
80 Gramm brauner Zucker
1 Teelöffel Zimt
50 Gramm Rosinen
50 Gramm Butter (geschmolzen)

Apfelstrudeleis

Äpfel schälen, Gehäuse entfernen und die Äpfel in etwa ein Zentimeter große Würfel schneiden. Mit Zucker, Rosinen, Zimt, Zitronenabrieb, Rum und Weißwein fünf Minuten köcheln und zur Seite stellen.

Die Milch mit Zimt aufkochen und ebenfalls zur Seite stellen. Cremetopfen, Sauerrahm, Zucker, Vanillezucker und Rum verrühren. Abgekühlte Zimtmilch unterrühren und alles zum Abkühlen in den Kühlschrank stellen. Sowohl bei der Verwendung einer Eismaschine als auch bei der Variante mit dem Gefrierfach und mehrmaligem Rühren sollte die Masse vorab schon auf Kühlschranktemperatur abgekühlt worden sein. Sie können die Masse auch ein bis zwei Tage vorher herstellen und im Kühlschrank aufbewahren.

In der Zwischenzeit den Strudelteig machen (siehe obiges Apfelstrudel-Rezept). Allerdings hier den Teig mit dem Nudelholz nur auf eine Fläche von circa einem A3-Papierblatt ausrollen, auf ein mit Backpapier belegtes Blech geben und in circa daumenlange Dreiecke schneiden, sodass sie sich als Waffeln zum Eis eignen.

Butter schmelzen, die Teigstücke damit bestreichen und danach mit der Zimt-Zucker-Mischung bestreuen. Alles bei 160 Grad Umluft für etwa 15 Minuten backen. Fertig, wenn der Teig goldbraun und knusprig ist.

Wenn Sie eine Eismaschine haben, brauchen Sie die Milch-Topfen-Masse jetzt nur in die Maschine zu geben, das Eis ist dann in etwa dreißig bis vierzig Minuten fertig. Sobald es eine cremige Festigkeit hat, geben Sie die Apfelstückchen-Mischung dazu. Sollten Sie keine Maschine haben, können Sie die Masse in das Gefrierfach geben. Achten Sie aber bitte darauf, die Creme alle zwanzig bis vierzig Minuten umzurühren. Auch hier geben Sie ab dem Erreichen einer cremigen Textur die Apfelstückchen dazu. Der ganze Prozess kann bis zu sechs Stunden dauern.

Beim Servieren das Eis in den Becher und die Strudelblätter hineinstecken. Einfach himmlisch!

Zutaten für das Apfelstrudeleis:

Für die Apfelmasse:
2 oder 3 Äpfel
50 Gramm Zucker
30 Gramm Rosinen
1 Prise Zimt
50 Milliliter Weißwein
2 Schraubverschluss-Kappen Rum
1 Messerspitze Zitronenabrieb

Für das Eis:
600 Milliliter Milch
250 Gramm Cremetopfen
250 Gramm Sauerrahm
100 Gramm Zucker
1 Packung Vanillezucker
1 Schraubverschluss-Kappe Rum
2 Prisen Zimt

Für den Teig der Strudel-Waffeln:
100 Gramm Mehl
½ Teelöffel Salz
½ Esslöffel Öl
¼ Teelöffel Essig
60 Milliliter lauwarmes Wasser

Zum Bestreichen der Strudel-Waffeln:
30 Gramm Butter
5 Teelöffel Zucker
½ Teelöffel Zimt

Apfelmustörtchen

Als Kuchenalternative ideal, weil man nicht einmal einen Ofen braucht.

Starten Sie mit den Rosinen, die in Obstler eingelegt werden.

Für das Apfelmus 300 Gramm Äpfel (geschält und ohne Gehäuse) in Stücke schneiden und mit etwas Wasser 15 Minuten kochen (es ist fertig, wenn die Apfelstücke zerfallen). Mit einer Prise Zimt und, wenn Bedarf besteht, Zucker abschmecken.

Drei Blatt Gelatine in kaltes Wasser legen. Wenn sie weich sind, in einem Topf erhitzen, bis sie schmelzen. Dann löffelweise (bis zu zwanzig Esslöffel) Apfelmus hinzufügen und gut verrühren, damit keine Klümpchen entstehen. Diese Mischung dann im restlichen Apfelmus unterrühren. Die Gelatine braucht eine Zeit, bis sie wieder geliert.

Für den Boden der Törtchen die Vollkornbiskotten, Pinienkerne, Mandeln und Weizenkeime in einem Mixer klein häckseln. Sollten Sie keinen geeigneten Mixer haben, können Sie die Nüsse mit den Weizenkeimen mörsern und die Biskotten in einem Plastiksackerl zerbröseln. Die Brösel dann mit der Butter verkneten.

Nun in acht Konditor-Ringen (Durchmesser sechs Zentimeter, Höhe sechs Zentimeter) zuerst die Brösel-Nuss-Masse und dann das Apfelmus verteilen. Darauf je fünf schnapsgetränkte Rosinen legen. Sollten Sie keine Konditor-Ringe haben, können Sie Plastikbecher, von denen Sie den Boden weggeschnitten haben, verwenden; das funktioniert genauso. Im Kühlschrank stocken lassen (dauert ungefähr zwanzig Minuten).

In der Zwischenzeit die letzte Schicht vorbereiten. Dafür Sauerrahm, Joghurt, Zucker und Zitronenabrieb zusammenmischen. Wiederum (gleich wie beim Apfelmus) drei Blatt Gelatine einweichen, danach schmelzen und löffelweise die Sauerrahm-Joghurt-Masse zugeben. Wenn das Apfelmus in den Ringen fest ist (mit den Fingern testen), kann die Masse auf die Konditor-Ringe aufgeteilt werden. Und wieder alles ab in den Kühlschrank.

Vor dem Servieren in einer Pfanne Zucker zu Karamell schmelzen und die Pinienkerne dazugeben. Dreimal umrühren, dann auf ein Backpapier legen und so verteilen, dass nicht zu große Klumpen vorhanden sind. Die Törtchen mit den karamellisierten Pinienkernen verzieren und servieren.

Mit dem Apfelmus, den Pinienkernen, Weizenkeimen und Vollkornbiskotten werden diese Törtchen zu einer regelrechten Spermidin-Bombe.

Zutaten für die Apfelmustörtchen:

Bröselschicht:
75 Gramm Vollkornbiskotten
25 Gramm Weizenkeime
50 Gramm Pinienkerne und Mandeln
100 Gramm Butter

Apfelmusschicht:
300 Gramm Äpfel (Stücke ohne Gehäuse)
1 Prise Zimt
3 Blatt Gelatine
40 Rosinen
2 Stamperl Obstler

Rahmschicht:
150 Gramm Sauerrahm
150 Gramm Joghurt
¼ Zitrone für den Abrieb
20 Gramm Zucker
3 Blatt Gelatine

Zum Bestreuen:
10 Gramm Pinienkerne
1 Esslöffel Zucker

Apfeleistee

Eine Hand voll Minze, Zitronenmelisse und Zitronenthymian in einem Liter Wasser etwa fünf Minuten kochen. Topf vom Herd nehmen und, wenn der Kräutertee auf circa 65 Grad abgekühlt ist, zwei Sackerln Grüntee drei Minuten darin ziehen lassen. In einen Krug oder eine Flasche füllen, den Saft einer halben Zitrone und acht Esslöffel Zucker (kann auch weniger sein oder ganz weggelassen werden) hinzufügen und im Kühlschrank aufbewahren. Für das Servieren ein Viertelglas zur Hälfte mit Eistee füllen, zwei Esslöffel Apfelmus hinzugeben und das Glas mit Eiswürfeln auffüllen. Mit Zitronenscheibe und Minze, Melisse oder Zitronenthymianblatt garnieren und servieren. Herrlich erfrischend und belebend. Mahlzeit!

Zutaten für den Apfeleistee

Handvoll Minze plus Zitronenmelisse plus Zitronenthymian
1 Liter Wasser
2 Sackerl grüner Tee
½ Zitrone (Saft)
8 Teelöffel Zucker (bei Bedarf)
8 Esslöffel Apfelmus
Eiswürfel

REZEPT FÜNF:
LASS UNS RUMKUGELN

Vor allem für Bitterschokolade-Fans, die ihr Herz erfreuen wollen, ist diese Nascherei, in Maßen genossen, keine Sünde, sondern gesund. Schokolade mit hohem Kakaoanteil (mehr als 60 Prozent) enthält hohe Mengen an Antioxidantien. Wissenschaftler behaupten, dass sie unser Herz vor Stress schützen können, also gut für ein gesundes Herz-Kreislauf-System im Alltag sind. Weizenkeimschrot und Nüsse sind besonders spermidinreich.

Hasel-Rosi-Rumkugeln

Die Rosinen hacken und mit dem Weizenkeimschrot und dem Rum mindestens eine Stunde durchziehen lassen. 100 Gramm Bitterschokolade (80 Prozent) und 100 Gramm Haselnussnougat mit einer Reibe oder Küchenmaschine fein reiben. Zimmerwarme Butter mit Staubzucker und Vanillezucker cremig schlagen. Geriebene Schokolade, Kakaopulver, eine Prise Salz und eingelegte Rosinen und Weizenkeimschrot mit der Butter-Zucker-Mischung verkneten. Eine Stunde kühl stellen. Mit einem Teelöffel Portionen aus der Masse stechen, zu Kugeln rollen und in gemahlenen Haselnüssen wälzen.

Zutaten für Hasel-Rosi-Rumkugeln (40 Stück)

100 Gramm Bitterschokolade 80 Prozent
100 Gramm Haselnussnougat
30 Gramm Weizenkeimschrot
30 Gramm Rosinen
3 Esslöffel Rum
50 Gramm Butter (zimmerwarm)
50 Gramm Staubzucker
1 Päckchen Vanillezucker
1 Esslöffel Kakaopulver
Prise Salz
50 Gramm gemahlene Haselnüsse

Dirndl-Schnaps-Bitterschokokugeln

Dirndln (in Deutschland sagt man Kornelkirschen) sind ebenso wie Rosinen reich an Vitaminen und gut für Magen, Darm und Gehirn.

Die in Schnaps eingelegten Dirndln entkernen und mit dem Weizenkeimschrot im Dirndl-Schnaps-Gemisch mindestens eine Stunde durchziehen lassen.

150 Gramm Bitterschokolade (70 Prozent) fein reiben. Zimmerwarme Butter mit Staubzucker und Vanillezucker cremig schlagen. Geriebene Schokolade, Kakao, eine Prise Salz und getränkte Dirndln samt Weizenkeimschrot mit der Butter-Zucker-Mischung verkneten. Eine Stunde kühl stellen.

Mit einem Teelöffel Portionen aus der Masse stechen, zu Kugeln rollen und nach Belieben in Kokosflocken oder Kakaopulver wälzen.

Zutaten für Dirndl-Schnaps-Bitterschokokugeln
(30 Stück)

150 Gramm Bitterschokolade 70 Prozent
30 Gramm Weizenkeimschrot
30 Gramm Kornelkirschen (im Schnaps)
2 Esslöffel Kornelkirschenschnaps
50 Gramm Butter (zimmerwarm)
50 Gramm Staubzucker
1 Päckchen Vanillezucker
1 Esslöffel Kakaopulver
Prise Salz
50 Gramm Kokosflocken/Kakao/Staubzucker

Liste der spermidinreichen Lebensmittel

Vorbemerkung: Diese Tabelle kann nur Näherungswerte enthalten. Beim Cheddar etwa wurden deutlich unterschiedliche Konzentrationen an Spermidin gemessen. Oft werden für Studien nur einzelne Produkte herangezogen und dadurch kommen keine repräsentativen Werte zustande. Leider können wir im Alltag nicht messen, wie hoch der Spermidingehalt in unseren Kochzutaten ist. Je nach Anbaugebiet, Lagerzeit, Lagerbedingungen und Zubereitungsart (sowie Kombination mit anderen Lebensmitteln) können alle Inhaltsstoffe (nicht nur Spermidin) in der Nahrung stark variieren. Deswegen entspricht es nicht der wissenschaftlichen Redlichkeit, einfach zu behaupten: Wer mehr Cheddar isst, wird länger leben. Trotzdem sind die Werte zur Orientierung hilfreich. Einer spermidinreichen Ernährung sollte somit nichts mehr im Wege stehen.

Lebensmittel	Spermidin mg/g
Im Rohzustand:	
Weizenkeime	0,35 – 0,4
Cheddar (12 Monate gereift)	0,03 – 0,2
Nüsse	0,006 – 0,04
Mango	0,02 – 0,03
Äpfel	0,002 – 0,03
Käse	0,00 – 0,03
Im verarbeiteten (gekochten) Zustand:	
Kräuterseitling	0,2
Natto	0,1 – 0,2
Pilze	0,01 – 0,09
Erbsen	0,00 – 0,07
Brokkoli	0,02 – 0,05
Karfiol	0,02 – 0,05
Polenta	0,04
Innereien	0,03
Knoblauch	0,01 – 0,03
Spinat	0,00 – 0,03
Sellerie	0,01 – 0,02

Ursprüngliche Quellen: Eisenberg et al., Nature Medicine, 2016; Ali et al., Food Nutrition Research, 2011; Buyukusulu et al., Foods, 2014; Okamoto et al., Bioscience, Biotechnology, and Biochemistry, 1997; ergänzt durch den Autor (Erfahrungswerte).